高等院校基础医学改革创新教材

病理学实验教程

BINGLIXUE SHIYAN JIAOCHENG

总主编　杨保胜　白国强

主　编　周玲生　崔　静

河南科学技术出版社

·郑州·

内 容 简 介

本教材为高等院校基础医学改革创新教材，是新乡医学院三全学院四年制本科实验系列教材之一。本教材融标本观察、教学视频、随片练习、临床思维训练等为一体。

本教材包含12个实验，分别是细胞和组织的适应、损伤与修复，局部血液循环障碍，炎症，肿瘤，心血管系统疾病，呼吸系统疾病，消化系统疾病，泌尿系统疾病，生殖系统疾病和乳腺疾病，内分泌系统疾病，传染病和寄生虫病，以及以心血管系统为中心的整合实验。另外，附录部分对人体正常器官的重量及大小、临床检验及体检参考值等有关内容也做了介绍，供学习者查用。

本教材引入增强现实技术（AR），通过手机下载安装"芝士医生"App，用手机扫描附有标识的插图，即可查看视频。

本教材配有160幅高清彩色图片，图文并茂，具有实用性和先进性，适合护理学、助产学、检验技术、影像技术、眼视光技术等医学相关技术专业的病理学实验教学使用。

图书在版编目(CIP)数据

病理学实验教程/周玲生，崔静主编. —郑州：河南科学技术出版社，2024.1
ISBN 978-7-5725-1472-2

Ⅰ.①病… Ⅱ.①周… ②崔… Ⅲ.①病理学－实验－教材 Ⅳ.①R36-33

中国国家版本馆CIP数据核字（2024）第024427号

出版发行：	河南科学技术出版社
	地址： 郑州市郑东新区祥盛街27号　　邮编： 450016
	电话： （0371）65788613　　65788629
	网址： www.hnstp.cn
策划编辑：	范广红　张　晓
责任编辑：	张　晓
责任校对：	董静云
整体设计：	张　伟
责任印制：	徐海东
印　　刷：	河南瑞之光印刷股份有限公司
经　　销：	全国新华书店
开　　本：	889mm×1 194mm　1/16　印张： 7.5　字数： 195千字
版　　次：	2024年1月第1版　　2024年1月第1次印刷
定　　价：	49.00元

编　委　会

前　言

为了适应现代医学信息化教学要求，培养学生的综合素质，提高教学水平，需要更具科学性、先进性和实用性的实验内容。根据教育部医学本科各专业资格考试大纲，在参阅中外文献、仔细分析我国基础医学教学现状的基础上，总结提炼了我们主持的河南省精品在线课程《病理学》和省级临床医学专业综合改革试点建设的成果，结合多年来教学改革和实验教学的经验，我们组织编写了这本高等院校基础医学改革创新教材《病理学实验教程》一书。

全书共12个实验，每个实验均按照实验目的、实验理论、实验内容、思考题、临床思维训练、实验作业编写。其中实验内容包括大体标本和组织切片两部分，并在一些实验中加入了知识拓展、课程思政、科学前沿和分子病理学。实验十二是以心血管系统为中心的整合实验，旨在培养学习者的创新能力和临床思维能力，构建"正常器官组织形态→病理变化（形态结构、功能）→临床表现和体征→病变转归"的思维模式和学习方法，使学习者尽早接触临床，并为后续临床课程内容的学习和临床实践奠定良好的基础。

本书融标本观察、教学视频、临床思维训练、随片练习为一体，有利于培养学生的创新意识、创新能力、创新思维方法和科研能力。本书附有160幅高清彩色图片，在编排形式上具有图文并茂、言简意赅、条理清楚、重点突出的特点。

编写本书的指导思想是：①把形态改变和机能变化融为一体，充分体现两者的密切相关性；②更新并充实了实验内容，适当增加新知识、新进展，扩大知识覆盖面；③突出实用性、新颖性、先进性和重点的原则；④紧扣各专业执业资格考试内容，通过实验观察，培养学生独立思考、综合分析和解决问题的能力，提高其科研和创新能力，为将来的临床实战打下坚实的基础。

本书由杜华贞担任主审，由周玲生、崔静担任主编，由常晓宾、郭珺担任副主编，具体编写分工如下：周玲生、郭珺共同编写绪论，另外周玲生还编写了本书科学前沿、分子病理学；崔静编写附录一；常晓宾编写实验一、实验七、附录二；郭燕、袁苗苗编写实验二、实验八；张伟编写实验三、实验六、实验九、实验十、实验十二；周瑛编写实验四；崔力编写实验五；杨迪编写实验十一。本书在编写过程中，参考相关文献，在此一并对其作者表示感谢。

本教材的教学视频由上海众茂医疗科技有限公司（https://www.zmylschool.com/）提供。

尽管我们付出了大量的心血，但由于学术水平有限，书中可能存在不足之处，还望大家不吝赐教，以便日臻完善。

周玲生

2023年11月

目　录

绪　论

 实验目的

1. 知识目标

（1）归纳大体标本与切片标本病理变化的观察与描述方法，以及组织切片的绘图方法。

（2）明确实验报告的要求及注意事项。

（3）理解病理学的实验要求、病理学常用技术介绍、实验室规则。

2. 能力目标　要求医学生理解病理实验课理论与实践密切结合的重要性，以培养他们独立观察的能力，使其能尽早接触临床。

3. 素质目标

（1）实验标本取自人体，来之不易，医学生要向捐献遗体的逝者致敬，并且尊重标本制作老师的辛勤劳动，实验过程中要爱护标本，轻搬、轻拿、轻放。

（2）培养医学生的创新精神、适应能力、实践能力，全面提高医学生的综合素质。

 实验理论

病理学实验课是病理学教学的重要组成部分，侧重从形态学观察和研究疾病，具有很强的直观性和实践性。病理学实验主要通过对病变组织和器官形态学变化的观察，认识疾病现象，理解疾病的发生、发展规律，将观察标本得到的感性认识和病理学基本理论、基本知识、大体标本和组织切片的相应病变联系起来，培养学生正确的临床思维能力、综合分析问题和解决问题的能力及实事求是的科学态度。通过实验课的实习，实现理论与实践的结合，使理论知识得到进一步理解和巩固；认识某些常见病的典型病变有利于将来的临床实践；对医学生掌握医学知识和科学研究方法、培养实验技能及创新精神具有重要作用。

病理学每章理论课后均配合一次相应实验课。学习时必须掌握并灵活运用观察大体标本和病理切片的基本方法。

病理学实验的基本技能，包括掌握运用肉眼观察大体标本及其病变性状（大小、形状、重量、颜色、质地、表面及切面的变化等）的一般方法，并进行细致观察和准确、简要的描述；掌握运用光学显微镜观察疾病的组织学及细胞的病变，进行简要描述并准确绘图；综合分析病变组织和器官的病理变化与临床资料，做出病理诊断。在学习过程中培养医学生讨论、交流的学习行为，使医学生养成良好的学习习惯，达到医学本科教育标准和要求。

在教学过程中融入课堂思政，培养学生的家国情怀和社会责任感，树立正确的世界观、人生观、价值观，提升医学生职业素养和荣誉感，尽力培养知识面宽、能力卓越、素质优良、医德高尚、富有创新精神的一流医药卫生人才。

 实验内容

一、大体标本的观察方法

实验课所观察的大体标本，一般是用10%的甲醛溶液固定的（甲醛具有消毒、杀灭微生物及凝固蛋白质的作用），其大小、颜色、硬度与新鲜标本有所不同，大体标本的体积缩小，质地变硬，颜色变浅、变灰，其中出血区则多为黑褐色。

对于大体标本，需要观察病理标本是手术切除的标本，还是尸体解剖获得的病变器官或组织的标本，若是手术切除的标本，当看不到完整或部分的正常脏器时，则要以正常解剖知识为基础，判定标本是取自什么脏器或脏器的哪一部分组织，然后按照从外向内、从上到下的顺序观察，主要观察以下内容。

（1）观察标本为何种器官、组织或其中的一部分，如肝左叶或肝右叶；观察病变器官或组织的大小、形状、重量有无改变，如果为实质器官如肝、肾、脾等，则需要观察其是否有肿大或缩小，一般实质器官体积增大时被膜紧张，体积缩小时被膜皱缩等。

（2）观察病变器官或组织的颜色（如暗红色、淡黄色、苍白色、黑色等）、光滑度、湿润度、透明度、硬度等。

（3）观察标本的表面及切面：标本表面是否光滑或粗糙，是否有颗粒或结节形成，湿润或干燥，被膜有无渗出物或是否增厚，光泽度和透明度，血管有无扩张、充血等。如病变器官是有腔脏器，还应注意观察腔内表面有何改变。

（4）标本切面病变是否和表面的病变一致，有无凸起或凹陷，其结构、颜色、形态、质地是否异常，空腔脏器如心、胃、肠的内腔是否扩大或缩小，腔壁是否变薄或增厚，腔内壁是否粗糙或光滑，腔中有无内容物，腔外壁有无粘连等。

（5）病灶的观察及描述。病变部分的观察和描述包括：

1）部位：病变在脏器的哪一部分。

2）分布：病变弥漫或局限。

3）数目：单个或多个。

4）大小：体积以长（cm）×宽（cm）×厚（cm）表示，也可用实物大小来形容，如针帽大、粟粒大、芝麻大、绿豆大、黄豆大、花生米大、龙眼大、鸡蛋大、成人拳头大、婴儿头大等。

5）形状：如乳头状、息肉状、蕈伞状、分叶状、溃疡状、菜花状、囊状或实心等。

6）颜色：病变出现不同的颜色具有不同的意义，如红色提示病灶内含血液（若为甲醛固定，则变为棕褐色）；黄色提示含有脂肪或类脂；绿色或黄绿色提示含有胆汁；灰白色提示纤维组织成分多；黑褐色提示含有黑色或褐色色素等。

7）质地：如软或硬、韧或脆、实性或海绵状等。组织变软常提示有液化性坏死或囊性变，组织变硬常提示纤维组织增生或钙化，甚至骨化。

8）与周围组织的关系：病变与周围组织分界是否清楚，病变组织有无包膜，是否压迫或破坏周围组织等。

9）标本诊断：通过对病变的观察、分析、综合、鉴别之后做出诊断。诊断的写法是：器官名称+病变。

二、组织切片的观察方法

切片标本取自病变组织，是经固定、脱水、石蜡包埋、组织切片、染色等过程将病变组织制成4~6 μm厚的切片，常采用苏木精-伊红（hematoxylin-eosin，HE）染色。采用普通光学显微镜观察时，细胞核呈蓝色，细胞质呈粉红色。掌握显微镜的正确使用方法，由低倍到高倍，由面到点，全面分析，做出诊断。

（1）肉眼观察：初步了解整张切片的情况，如密度、颜色分布等，辨别正反，然后将切片放在载物台上，注意盖玻片要向上，切忌切片反置。

（2）低倍镜观察：观察时从上到下、从左至右移动切片，全面细致地观察。首先根据脏器的组织结构特点，确定切片是何种组织或器官，然后确定病变发生在哪一部位，病灶的数目、大小、分布，以及病变与周围组织的关系等。镜检时应按组织学层次和结构进行观察，实质器官一般由外向内观察，空腔脏器由内向外逐层观察，并注意病变位于何处，何处病变最为显著。低倍镜观察较易查见组织结构改变的全部特征而获得较完整的认识。

（3）高倍镜观察：目的在于仔细观察细胞的形态及一些微细的成分。先用低倍镜找到要观察的成分，将其固定于视野中央，然后再使用高倍镜观察细胞形态。低倍镜与高倍镜应交替使用。需要注意高倍镜是在低倍镜已观察到病变全貌的基础上再使用，严禁从一开始就使用高倍镜而无法看清全貌，找不到主要病灶。

（4）病理诊断：书写方法为器官或组织名称加病理变化，如肝脂肪变、脾被膜玻璃样变等。

三、实验报告的要求及注意事项

（1）实验报告的内容包括对某些指定标本和切片的绘图、病理变化的描述、病理诊断及问题的解答。书写实验报告可培养学生严谨的科学态度和认真准确记录结果的作风，医学生应按要求严格执行。

（2）实验前必须先复习有关理论及与观察标本有关的解剖学和组织学的相关知识，以便深入认识和理解各种病理变化。每人需准备实验报告和红蓝铅笔备用。绘图是描绘镜下实物图，要求真实、准确，所选择的代表性结构要能表达病变的重点或特点，注意所画各成分的大小、比例、颜色需恰当，不能按照图谱绘图。病变描述的文字应准确、简练，书写字体应端正、整洁。

（3）组织切片绘图与描述的方法和注意事项：

1）绘图用红蓝铅笔，绘制视野及标识线用铅笔。视野直径为6~8 cm，标识线起始端指向病变处，末端标注文字，注意标注线相互平行，末端上下对齐。标注文字用铅笔书写于图右侧，文字应力求简练、准确。在图下方用钢笔注明染色方法、放大倍数、诊断要点和病理诊断等内容，见绪论图1所示。

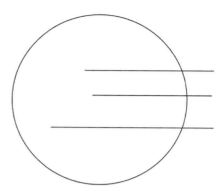

染色方法：HE染色
放大倍数：×100（或×400）
诊断要点：
1．×××××；
2．×××××；
3．×××××。
病理诊断：××××××。

绪论图1　组织切片绘图示意

绘图是病理学实验的一个基本功，要求将观察图像和本人对知识的理解融合在一起，通过绘图加深对重点内容的理解，培养医学生观察和认识病变的能力、文字表达能力、逻辑思维能力等，为今后的临床和科研工作奠定必要的基础。

2）切片的绘图要求逼真与抽象相结合。逼真指所绘内容是切片中存在的变化。绘图时要突出病变组织和细胞的形态特征，注意其大小、比例和颜色变化。抽象则要求把整张切片的病变特点进行综合，集中画在一个视野中。绘图前须全面、详细地观察整张切片，绘图时突出病变特征，切忌看一眼画一笔。

3）切片的描述要求科学性和逻辑性的统一。科学性指所描述的内容符合观察到的病变特征，并以有条理、精练且符合病理学专业术语要求的文字进行描述。逻辑性指将所观察到的病变特征按其组织学层次或病变特点的主次顺序组织起来，做到既全面，又突出重点，切忌内容杂乱无章、主次不分。

四、病理学的实验要求

（1）病理学是一门以形态学为主的课程，实验非常重要，病理学实验内容与理论授课内容基本相同，在实验前必须预习实验指导，明确每次实验的目的、要求，并复习与该次实验有关的病理学理论知识和相应的解剖学、组织学、生理学等相关知识。

（2）熟悉大体标本与切片标本病理变化的观察方法和步骤，熟练掌握光学显微镜的正确使用方法和病理组织的绘图方法。实验时对各个标本要按照一定的顺序全面细致地进行观察，并准确而简要地加以描述和绘图，逐步做到熟练掌握病理形态学的观察、描述及诊断方法。

（3）病理学实验要求医学生运用所学知识培养和训练自己对病理标本的观察能力、描述能力及综合分析进行病理诊断的能力。根据标本实际存在的各种病理现象，联系理论综合分析，加深对理论教学内容的理解、巩固和掌握，培养科学的思维方法，进一步丰富和提高自己对理论学习的认识。

（4）通过实验课的学习，掌握三种演变，即正常与病变之间、病变与病变之间、基础与临床之间的演变；培养三种技能，即逻辑思维能力、综合分析能力、科学严谨的工作能力；巩固三基，即基本知识、基本理论、基本技能；丰富三知，即专业知识、边缘知识、前沿知识。

（5）通过临床病理讨论，培养医学生的临床思维能力和分析问题、解决问题、协作与交流的能力，提高学生的学习兴趣和学习效率。

（6）了解活体组织检查的基本方法和注意事项，为临床学习打下初步基础。

五、病理学常用技术介绍

1. 大体观察　大体观察是病理医生的基本功和做出正确病理诊断的第一步，也是医学生学习病理学的主要方法之一。大体观察是运用肉眼或使用放大镜、量尺和磅秤等工具对大体标本的病变进行细致的剖检、观察、测量、取材和记录，必要时可摄影留作资料（绪论图2）。

2. 石蜡切片与苏木精–伊红染色法　石蜡切片与苏木精–伊红染色法是一项经典的技术，其基本程序如下。

（1）取材和固定：从大体标本上选取部分病变组织，为避免组织自溶和腐败，以便在很大程度上保存组织的原有结构，需要用蛋白质凝固剂（常用甲醛）固定新鲜的组织块（一般不超过1.0 cm大小）。固定时间以12~24 h为宜。

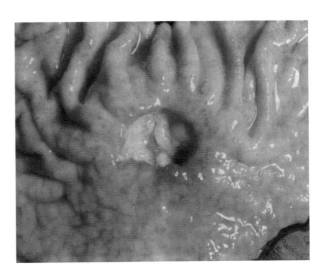

绪论图2　胃黏膜溃疡

（2）脱水和透明：把固定好的组织块用逐级增加浓度的酒精脱尽其中的水分；由于酒精不溶于石蜡，所以需再用二甲苯置换出组织块中的酒精。

（3）浸蜡和包埋：将组织块置于熔化的石蜡中，让蜡液浸入组织和细胞，待冷却后组织便具有了石蜡的硬度。

（4）切片和染色：将包有组织的蜡块用切片机切为4~6 μm的薄片，将薄片贴于载玻片上，脱蜡后进行染色，以提高组织成分的颜色反差，这样有利于观察组织的形态结构。最常用的是苏木精–伊红染色法，简称HE染色法。苏木精为碱性染料，主要使细胞核内染色质着蓝色；伊红为酸性染料，主要使细胞质和细胞外基质中的成分着红色。

（5）封片：切片经脱水、透明等处理后，滴上树胶，用盖玻片密封保存。

除石蜡切片外，在制作较大组织块如眼球、脑的切片时，常用火棉胶包埋。在要进行某些组织化学反应的标本中，为保存蛋白质（包括酶）的结构和活性，常把组织块经液氮（–196 ℃）冷冻后进行恒冷箱切片。此外，可将游离的细胞如血细胞直接涂于玻片（涂片）；将疏松结缔组织或肠系膜等撕成薄片铺在载玻片上（铺片）；骨和牙等硬组织可磨为薄片（磨片）。

除HE染色外，还有多种染色方法，能特异性地显示某种细胞或细胞外基质成分或细胞内的某种结构，如用硝酸银将神经细胞染为黑色（镀银染色法），用醛复红将弹性纤维和肥大细胞的分泌颗粒染成紫色等，这些染色方法统称为特殊染色。另外，在取动物组织材料之前，为显示某种细胞，还可进行活体染色，即将无毒或毒性小的染料经动物的静脉注入后，再取材制成切片观察。

3. **显微镜观察**　用HE染色和特殊染色等方法制备的切片标本一般使用普通光学显微镜进行观察，这是最基本的病理学研究技术之一。通常光学显微镜可将组织放大1 500倍左右，分辨率为0.2 μm，其常用计量单位为微米（μm）。

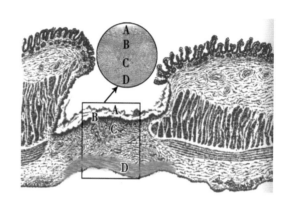

绪论图3　胃溃疡（模式图）HE染色

将肉眼确定为病变的组织取材后，用福尔马林溶液固定，并用石蜡包埋将组织制成切片，或将脱落细胞制成涂片，经不同的染色方法染色后用光学显微镜观察。通过综合病变特点和分析，可做出疾病的病理诊断。组织切片最常用的染色方法是HE染色（绪论图3）。这种传统的HE染色方法目前仍然是诊断和研究疾病的最基本方法，如病变复杂仍不能诊断或需要进一步研究时，可辅以一些特殊染色和新技术。

4. **特殊病理学实验技术**　特殊病理学实验技术一般指在HE染色的石蜡切片基础上，为明确病理诊断和进行科研而补充使用的技术方法，包括特殊染色、免疫组织化学、细胞培养和电镜等技术方法。

5. **新技术方法**　新技术方法主要指在病理学科中近年来开展和应用较多的技术方法，包括分子病理学技术、图像采集和分析技术、生物芯片技术、流式细胞术、激光扫描共聚焦显微技术等。这些技术方法或是新兴学科与病理学科之间的相互渗透，其技术在病理学中的运用，或是医学生物学与电子学、光学、数学及计算机技术相结合的产物。

六、实验室规则

（1）遵守学习纪律，实验前参照教学进度预习有关理论课，了解实验内容，准时到达实验室，不得迟到或早退。

（2）实验室是培养学生将理论与实践统一、科学态度、科学思维和科研方法的场所，必须穿工作衣才可进入，不得穿拖鞋；专心实习，保持室内安静、整洁，不得随地吐痰、乱丢纸屑，不得在实验室里吃零食，不得做出有损大学生人格的事情。

（3）爱护公物，显微镜应小心使用和保管，认真填写使用登记本，如显微镜出现问题，应立即报告老师，请专业人员进行修理。严禁自行拆卸。

（4）大体标本和组织切片标本均来自人体，不易采集，必须自觉爱惜、保护标本。观察大体标本时，禁止倾斜和振摇标本瓶。实验结束时，检查切片标本，切勿将标本遗忘在显微镜载物台上或夹在书本里，确认无误，如数交还。标本和切片如有损坏应立即报告，酌情处理。

（5）严格遵守实验室规章制度，听从实验室老师安排。室内各种电教设施不能随便调整；学生未经允许不得使用教师专用电教设备，严禁学生对电脑和网络设置进行任何更改。

（6）学习过程中要勤学好问，提倡竞争式、讨论式、互帮互学的学习风气，营造浓厚的学习氛围。

（7）实习完毕，将显微镜及标本整理后，由值日学生打扫实验室及走廊卫生，关好水、电及门窗，锁好实验室门，方可离开。

思考题

（1）病理学实验的重要意义是什么？

（2）固定大体标本时最常用的固定液是什么？

（3）病理学实验中医学生需要掌握哪些基本知识和基本技能？

（4）简述病理大体标本和切片标本的观察与描述方法。

（5）病理学实验实习报告的要求及注意事项有哪些？

总　论

实验一　细胞和组织的适应、损伤与修复

实验目的

1. 知识目标

（1）简述常见变性、坏死、萎缩的形态学特点及肉芽组织的结构和功能。

（2）列出萎缩的分类。

（3）简述肥大、化生的病变特征。

2. 能力目标　应用组织、细胞损伤的理论知识和病变特点解释相关疾病的临床表现及发病机制。

3. 素质目标

（1）培养学生的大健康观念，使其具有促进个体和人群健康的责任意识。

（2）树立学生自主学习、终身学习的观念，认识到持续自我完善的重要性，不断追求卓越。

实验理论

1. 适应　细胞和由其构成的组织及器官对内、外环境中的持续性刺激和各种有害因子而产生的非损伤性应答反应，称为适应。适应在形态学上一般表现为萎缩、肥大、增生和化生。

（1）萎缩：已发育正常的细胞、组织或器官的体积缩小。组织与器官的萎缩，可伴有实质细胞数量减少，亦可表现为实质细胞内物质的丧失。萎缩分为生理性萎缩和病理性萎缩。

（2）肥大：由于功能增加、合成代谢旺盛，使细胞、组织和器官的体积增大。肥大的组织和器官通常是由于实质细胞体积增大所致，亦可有实质细胞数量的增加。肥大可分为代偿性肥大和内分泌性肥大

两种。

（3）增生：细胞有丝分裂活跃而致组织或器官内细胞数目增多的现象，根据其性质可将增生分为生理性增生、病理性增生；根据其原因可将增生分为代偿性增生（或称功能性增生）、内分泌性增生（或称激素性增生）。

（4）化生：一种分化成熟的细胞类型被另一种分化成熟的细胞类型所取代的过程。化生是由具有分裂增殖能力的幼稚未分化细胞或干细胞转型分化的结果，化生通常只发生在相同性质的细胞之间。常见的化生类型有鳞状上皮化生、肠上皮化生和间叶组织之间的化生等。

2. 损伤 当机体内、外环境的改变超过组织和细胞的适应能力后，可引起受损细胞和细胞间质发生物质代谢、组织化学、超微结构乃至光镜和肉眼可见的异常变化，称为损伤。损伤分为可逆性损伤和不可逆性损伤。

（1）可逆性损伤：细胞内或细胞间质受损后出现异常物质，或其正常物质在细胞内或细胞间质异常聚集的现象，又称为变性。常见的变性类型包括：①细胞水肿，又称水变性，表现为细胞内水分增多。其实质是由于细胞内线粒体和内质网扩张及囊泡形成，在细胞质内出现密集红染颗粒。②脂肪变性，指甘油三酯蓄积于非脂肪细胞的细胞质中。轻度脂肪变性时，在细胞质内出现小圆形脂滴，分布于细胞核的周围。重度脂肪变性时，小脂滴融合成大脂滴，将细胞核挤向一边，形态上类似脂肪细胞。③玻璃样变性，又称透明变性，指细胞质、血管壁或组织间质出现均质、红染的物质。包括细胞内玻璃样变性、结缔组织玻璃样变性、细动脉壁玻璃样变性。

（2）不可逆性损伤：即细胞死亡，包括坏死和凋亡。坏死是以酶溶性变化为特点的活体内局部组织的细胞死亡。细胞核的改变是细胞坏死的主要标志，表现为核浓缩、核碎裂、核溶解三个过程。坏死的类型包括：①凝固性坏死，由于水分丧失，坏死组织变干，变为灰黄、干燥的凝固体，主要见于心、肝、肾、脾等实质器官的缺血性坏死（梗死）。②液化性坏死，凡坏死组织表现为液体状态者统称为液化性坏死，如脑软化、脓肿及细胞水肿发展而来的溶解性坏死等。③纤维素样坏死，指结缔组织或血管壁内出现细丝状、颗粒状或小条状无结构物质。主要见于变态反应性疾病，如风湿病、类风湿性关节炎、新月体性肾小球肾炎，以及恶性高血压和胃溃疡底部小血管等。④干酪样坏死，见于结核分支杆菌引起的坏死。干酪样坏死是坏死更为彻底的特殊类型的凝固性坏死。⑤脂肪坏死，急性胰腺炎时细胞释放胰酶分解脂肪酸，乳房创伤时脂肪细胞破裂，可分别引起酶解性或创伤性脂肪坏死。⑥坏疽，是指局部组织大块坏死并继发腐败细菌感染，其包括干性坏疽、湿性坏疽和气性坏疽三种类型。

3. 修复 损伤造成机体部分细胞和组织丧失后，机体对所形成的缺损进行修补恢复的过程，称为修复。修复过程主要包括再生与纤维性修复两种形式。组织损伤后由周围同种细胞进行修复的过程，称为再生，包括生理性再生和病理性再生。纤维性修复是指通过肉芽组织增生填补组织缺损，并逐渐转化为瘢痕组织的过程。

肉芽组织：为幼稚的纤维结缔组织，肉眼观为红色、细颗粒样，柔软，形似肉芽。光镜下主要由成纤维细胞和新生的毛细血管组成，常伴有多少不等的各种炎症细胞。它的主要功能有：①抗感染、保护创面；②填补伤口及其他组织缺损；③机化或包裹坏死组织血栓、炎性渗出物及其他异物。

瘢痕组织：肉芽组织中的成纤维细胞转化为纤维细胞，胶原纤维增多、玻璃样变性，毛细血管闭合、减少，变为瘢痕组织，瘢痕组织的有利作用是长期填补连接组织缺损，保持器官的完整性和坚固性。其不利作用是瘢痕收缩、瘢痕性粘连、瘢痕组织过度增生（又称为瘢痕疙瘩）等。

 实验内容

一、大体标本

1. 颗粒性固缩肾 标本为成人肾脏。肾脏体积变小，重量减轻。肾外形尚存，表面呈弥漫性细颗粒状。切面见皮质萎缩变薄为0.2 cm（正常厚0.3~0.6 cm），纹理模糊，肾皮质、肾髓质分界不清。切面还可见小动脉壁增厚，小动脉口呈哆开状（图1-1）。

2. 肾盂积水 标本为成人肾脏。肾脏体积增大，重量减轻，肾外形尚存，表面高低不平，可呈半球形囊状隆起。切面可见肾盂、肾盏均扩张呈球囊状，大小不等。肾实质受压萎缩、变薄，肾皮质、肾髓质分界不清（图1-2）。

3. 肝水样变性 标本为成人肝脏。肝脏体积增大，包膜紧张，颜色苍白、混浊，肝边缘变钝。切面见肝被膜略外翻，实质隆起，间质凹陷（图1-3）。

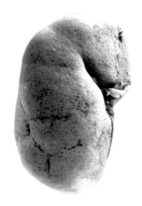

图1-1 颗粒性固缩肾

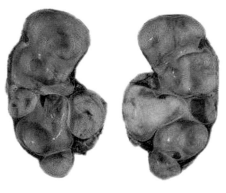

图1-2 肾盂积水

大体标本：肾盂积水

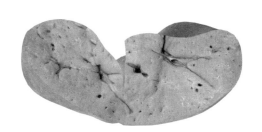

图1-3 肝水样变性

4. 肾水样变性 标本为肾脏。肾脏体积增大，重量增加，外形存在。颜色苍白，包膜紧张。切面见肾被膜略外翻，颜色苍白，如沸水煮过，实质隆起，间质凹陷（图1-4）。

5. 肝脂肪变性 标本为成人肝脏。肝冠状切面可见肝脏体积略增大，包膜紧张，颜色淡黄（固定后呈土黄色），肝边缘变钝。切面呈淡黄色，触之质地坚实并有油腻感。新鲜标本切面用苏丹红Ⅲ染色，可见脂肪变性处为橘红色（图1-5）。

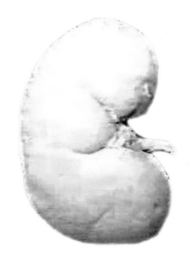

图1-4 肾水样变性

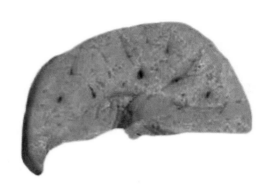

图1-5 肝脂肪变性

大体标本：肝脂肪变性

 课程思政

"消灭脂肪肝"割肝救子

陈玉蓉是一位普通女性，她和家人过着平凡幸福的生活，可是天不遂人愿，儿子患病的噩耗降临在这个淳朴善良的女人身上。

叶海斌（陈玉蓉的儿子）经医院诊断患有肝豆状核变性，该病是一种先天性疾病，其主要发病机制是肝脏铜代谢障碍，机体不能将铜排出体外，导致体内铜过剩，影响肝脏及中枢神经系统功能，严重者可导致患者死亡。叶海斌的病情较为严重，必须进行肝移植才能挽救其生命，陈玉蓉要捐献自己的肝脏来拯救叶海斌。但是，经医院检查陈玉蓉患有严重的脂肪肝，不能捐赠肝脏。为了挽救儿子的生命，陈玉蓉下定决心减掉自身多余的脂肪，消除脂肪肝，这位母亲在7个月里每天步行10 km，最终创造出了医学奇迹——脂肪肝消失了，她的儿子得救了。

陈玉蓉可以说是"最美妈妈"了，她用自己钢铁般的意志挽救了儿子的生命，塑造了"为母则刚"的典范。

6. 脾被膜玻璃样变性　标本为脾脏。肉眼观脾脏体积增大（正常同成人手掌大小），被膜增厚，呈灰白色，似半透明状，质地韧，失去弹性。表面光滑，犹如一层糖衣包裹，故称"糖衣脾"。切面见被膜增厚，呈磨玻璃样外观，脾实质呈棕褐色（图1-6）。

7. 肾凝固性坏死　标本为成人肾脏。肾凝固性坏死为肾皮质见苍白色的楔形坏死灶，尖端指向肾门，呈灰白色，表面干燥、质地坚实，坏死组织与健康组织之间分界明显（图1-7）。

8. 肾干酪样坏死　标本为肾脏。肾外形尚存，表面高低不平，可见散在分布的小米至黄豆大小的灰黄色结节。

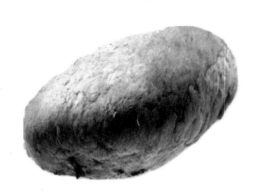

图1-6　脾被膜玻璃样变性

大体标本：脾被膜玻璃样变性

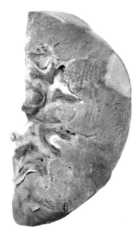

图1-7　肾凝固性坏死

切面可见多个干酪样坏死灶，坏死组织呈灰黄色奶酪样物质。大部分干酪样坏死物质液化排出，形成大小不等的空洞。肾实质被破坏，肾盏、肾盂变形（图1-8）。

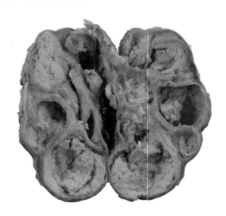

图1-8　肾干酪样坏死

大体标本：肾干酪样坏死

9. 足干性坏疽　标本为成人左足。足趾部分均已发生坏死，足趾色黑、干燥、质脆，病变皮肤皱缩并呈片状脱落。病变与正常组织交界处可见棕褐色炎性反应带（图1-9）。

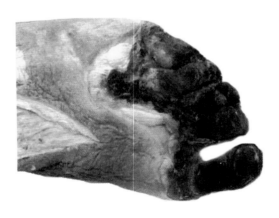

图1-9　足干性坏疽

大体标本：足干性坏疽

10. **小肠湿性坏疽**　标本为小肠。部分肠管组织肿胀且有恶臭味，表面可见褐色及黑色区域，分界不清（图1-10）。

11. **气性坏疽**　为深在的、开放性的损伤合并产气荚膜杆菌感染。坏死组织内产生大量气体，使坏死组织内含气泡而呈蜂窝状，按之有捻发感（图1-11）。

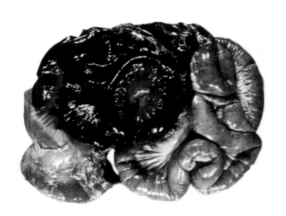

图1-10　小肠湿性坏疽

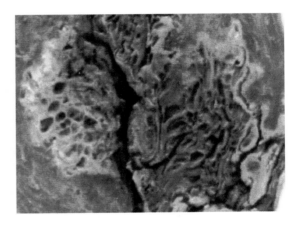

图1-11　肌肉气性坏疽

二、组织切片

1. **肝水样变性**　低倍镜下可区分肝小叶结构和汇管区。肝小叶内肝细胞排列紊乱，肝索肿胀变宽、肝窦受压变窄。

高倍镜下肝细胞体积增大，细胞呈圆形，细胞质内可见大量细小的淡红色颗粒。细胞核淡染。有时见肝细胞胞浆呈疏松空网状，甚至完全透亮（图1-12）。

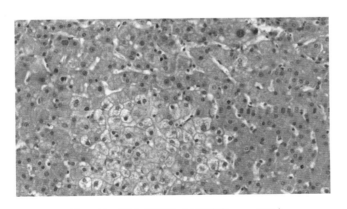

图1-12　肝水样变性（HE染色，×400）

组织切片：肝水样变性

2. **肾水样变性**　低倍镜下可区分肾皮质和肾髓质、近曲小管和远曲小管，病变主要在近曲小管。近曲小管管腔不规则，腔变小，上皮细胞肿胀，细胞界线不清。

高倍镜下，近曲小管上皮细胞胞浆内可见细小的淡红色颗粒，有些细胞膜破裂，管腔内可见少许蛋白。胞核淡染（图1-13）。

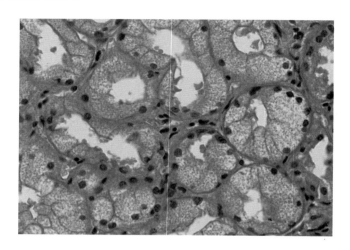

图1-13　肾水样变性（HE染色，×400）　　　　　　　　　　组织切片：肾水样变性

3. 肝脂肪变性　低倍镜下可确认肝小叶结构、汇管区。

病变位于中央静脉周围或小叶周边部。大部分肝细胞胞浆内可见大小不一的圆形空泡，空泡大者细胞核被挤至细胞体一侧（空泡系脂滴在制片过程中被酒精、二甲苯溶解所致）（图1-14）。

苏丹红Ⅲ染色，细胞质内脂滴可呈橘红色。

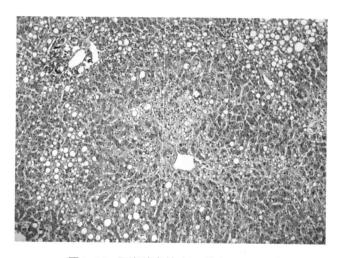

图1-14　肝脂肪变性（HE染色，×100）　　　　　　　　　　组织切片：肝脂肪变性

4. 肉芽组织　切片中见大量新生的毛细血管（红色箭头）、成纤维细胞（黑色箭头）及炎细胞。

新生毛细血管数目多，生长方向与创面垂直，内皮细胞增生肥大，呈椭圆形，向腔内突出。成纤维细胞分布在毛细血管之间，数目多，细胞体大，细胞质丰富，呈梭形或星芒状，细胞核大、呈椭圆形、淡染，核仁明显。间质中可见多少不等的炎症细胞，如中性粒细胞、浆细胞、淋巴细胞和巨噬细胞等（图1-15）。

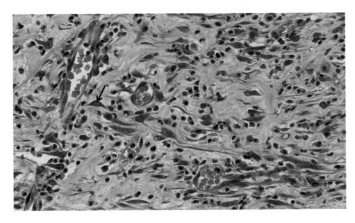

图1-15 肉芽组织（HE染色，×400）

组织切片：肉芽组织

5. 脾细动脉玻璃样变性　低倍镜下可辨认脾脏结构。高倍镜下观察可见脾中央动脉血管壁明显增厚，呈红染，无结构改变，管腔狭窄（图1-16）。

6. 子宫颈鳞状上皮化生　低倍镜观察可见子宫颈黏膜充血水肿，间质被炎症细胞浸润，部分黏膜上皮变性、坏死脱落。高倍镜观察可见部分黏膜上皮由单层柱状上皮（红色箭头）变为复层鳞状上皮（黑色箭头）即为鳞状上皮化生（图1-17）。

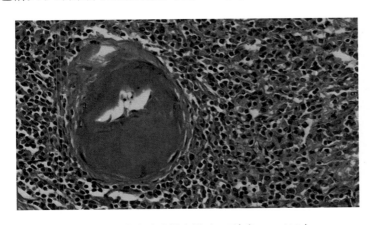

图1-16　脾细动脉玻璃样变性（HE染色，×400）

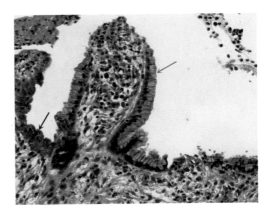

图1-17　子宫颈鳞状上皮化生（HE染色，×200）

思考题

（1）何为萎缩？举例说明萎缩的类型有哪些。

（2）化生是人体的适应性改变还是损伤？请简述化生对机体有何利弊。

（3）肾入球小动脉壁发生玻璃样变性可致肾脏发生何种病变？其形态学特点是什么？

（4）糜烂、溃疡、窦道、瘘管及空洞是如何形成的？

（5）何谓肉芽组织、瘢痕组织？两者各有哪些形态学特点及主要功能？

临床思维训练

李某，女，65岁。病史：死者生前患高血压20余年，半年前开始出现双下肢发凉、发麻，走路时双下肢常出现阵发性疼痛，休息后疼痛缓解。近1个月左足疼痛剧烈，感觉渐消失，足趾变黑，右下肢逐渐变细，4天前生气后突然出现昏迷，失语，右半身瘫痪，逐渐出现抽泣样呼吸。经抢救无效死亡。

尸检所见：老年女尸，心脏明显增大，重850 g，左心室明显增厚，心腔扩张。主动脉、下肢动脉及冠状动脉等动脉内膜不光滑，有散在大小不等灰黄色斑块。左胫前动脉和足背动脉管壁不规则增厚，左足背动脉处有管腔阻塞。右股动脉及胫前动脉内有不规则灰黄色斑块。左足趾变黑、坏死。右下肢肌肉萎缩、明显变细。左侧内囊处有大片状出血。

讨论：

（1）根据尸体解剖报告做出病理诊断。

（2）左足发黑、坏死的原因是什么？

（3）试用病理改变解释患者出现的临床症状和体征。

（4）患者的死亡原因是什么？

实验作业

绘图：肉芽组织（10×40）。

实验二　局部血液循环障碍

实验目的

1. 知识目标

（1）描述慢性肺淤血、慢性肝淤血的病理变化，血栓的形态特点，出血性梗死和贫血性梗死的大体标本和镜下病变的特点。

（2）归纳血栓机化的特点、梗死的形成条件及后果。

（3）推理淤血、血栓形成、栓塞及梗死四者之间的相互关系。

2. 能力目标
培养学生的综合分析能力及镜下绘图能力；能够运用血栓的理论知识解释相关疾病的临床表现。

3. 素质目标

（1）培养学生良好的职业道德、全心全意为人民服务的精神。

（2）培养学生科学、严谨的学习态度和临床思维。

（3）塑造和培养学生高尚的职业道德和良好的医德医风。

实验理论

血液循环是机体重要的生理机能之一。一般来说，血液循环包括血管血液循环和心脏血液循环两个部分。机体通过血液循环输送氧气和营养物质，带走二氧化碳和代谢废物，保证新陈代谢正常进行。一旦发生血液循环障碍，则会引起各器官代谢紊乱、功能失调和形态改变。

局部血液循环障碍可以是局部因素所致，也可以是全身血液循环障碍的局部表现。局部血液循环障碍及其所引起的病变常常是疾病的基本病理变化。

局部血液循环障碍的主要表现为：①充血和淤血。动脉性充血（充血）和静脉性充血（淤血）都是局部组织的血管内血液含量的增多。②血栓形成。在活体心脏和血管内，血液发生凝固或血液中某些有些成分凝集形成固体质块的过程。③栓塞。循环血液中出现的不溶于血液的异常物质随着血液流动阻塞血管腔的现象。④梗死。器官或局部组织血管阻塞或血流停止，引起局部组织缺血缺氧而导致的坏死。

1. 充血和淤血
充血是一个主动过程，常表现为局部组织或器官小动脉和毛细血管扩张，循环增强，血液输入量增加。淤血是一个被动过程，指器官或局部组织静脉血液回流受阻，血液淤积于小静脉和毛细血管内，导致血量增加。充血常是短暂的血管反应，一般对机体无不良后果，在合并高血压、冠心病等多种疾病时，也可出现血管充血、破裂，甚至死亡。淤血的后果取决于组织和器官发生淤血的部位和淤血类型，并且与淤血时间长短及淤血程度相关。长期慢性淤血可导致组织、器官淤血性硬化，细胞可发生变性甚至死亡。临床上多见肺淤血和肝淤血。

（1）肺淤血：主要见于左心衰竭。左心衰竭时左心腔内压力升高，肺静脉回流障碍，可引起肺淤血。

1）急性肺淤血时肉眼可观察到肺体积增大，呈暗红色，切面流出泡沫状红色血性液体，镜下可观察到肺泡壁毛细血管扩张充血，肺泡隔水肿，部分肺泡腔内可见水肿液及出血。

2）长期慢性肺淤血时肉眼可观察到肺淤血性硬化，肺组织质地变硬，呈棕褐色，称为肺褐色硬化。镜下可观察到肺泡壁毛细血管进一步扩张，肺泡隔变厚和纤维化。肺泡腔内可见到心衰细胞，为含有含铁血黄素颗粒的巨噬细胞。

在临床上，肺淤血患者可有气促、呼吸困难、发绀等症状。急性肺淤血可出现严重肺水肿、患者咯粉红色泡沫痰，还可出现心肺功能衰竭，甚至危及生命。

（2）肝淤血：主要见于右心衰竭，右心衰竭时肝静脉回流受阻，血液淤积在肝小叶的静脉端，肝小叶中央静脉淤血，肝血窦扩张淤血。

1）急性肝淤血时肉眼可观察到肝脏体积增大，呈暗红色。镜下可观察到中央静脉及肝窦高度扩张充血，严重时可出现小叶中央肝细胞受压萎缩消失，小叶周边部肝细胞缺血发生脂肪变性。

2）慢性肝淤血时，切面上可见"槟榔肝"样外观，即肝的切面上出现红（肝小叶中央区严重淤血呈暗红色）黄（肝小叶周边部肝细胞发生脂肪变性）相间的状似槟榔切面的条纹。严重时整个肝脏的间质纤维组织增多，可出现淤血性肝硬化。

临床上患者可有不同程度的肝功能损害的表现。

2. 血栓形成　在活体的心脏和血管内，血液发生凝固或血液中某些有形成分凝集形成固体质块的过程。血栓形成的条件包括：心血管内皮细胞的损伤、血流状态的异常，以及血液凝固性的增加。血栓的类型包括白色血栓、混合血栓、红色血栓和透明血栓四种。

（1）白色血栓：常位于血流较快的心瓣膜、心腔内和动脉内，或者静脉血栓的起始部。大体上可观察到血栓呈灰白色小结节或赘生物状，表面粗糙、结构质实，与血管壁紧密黏附不易脱落。镜下可见其主要由血小板及少量纤维蛋白构成。

（2）混合血栓：是静脉内的延续性血栓的体部，肉眼观察混合血栓为粗糙、干燥的圆柱状结构，与血管壁粘连，呈灰白色与红褐色层状交替结构，又称为层状血栓。镜下可见其主要由血小板小梁（淡红色无结构的呈分支状或不规则珊瑚状）与纤维蛋白网网罗的红细胞所构成。

（3）红色血栓：主要是静脉延续性血栓的尾部。肉眼观察红色血栓为暗红色，与血管壁无粘连。镜下主要见到纤维蛋白网眼内充满红细胞。

（4）透明血栓：主要发生于微循环的血管内。只能在显微镜下看到，镜下观察透明血栓主要由纤维蛋白构成。

血栓形成对机体有有利的一方面，例如，止血作用、避免病灶内大出血、防止炎症的扩散等。但也有不利的一方面，并且绝大多数情况下表现为不利的一方面，例如，阻塞血管引起梗死；脱落形成栓子，引起栓塞；引起心脏瓣膜变形，严重时微循环广泛性纤维素性血栓可引起广泛性出血。

3. 栓塞　循环血液中出现的不溶于血液的异常物质，随着血液流动阻塞血管腔的现象。栓子可以有多种类型，可以是固体、气体或液体。

（1）血栓栓塞：由血栓或血栓的一部分脱落引起，是最常见的栓子类型。多引起肺动脉栓塞或体循环动脉栓塞。血栓栓塞的后果取决于栓子的大小、数量、栓塞的部位和局部侧支循环的情况，以及组织对缺血的耐受性。

（2）脂肪栓塞：较大的脂滴阻塞血管，造成循环血流障碍的栓塞类型。多是由于长骨骨折或脂肪组织受到严重挫伤或者烧伤，脂肪细胞破裂，脂滴经破裂的血管入血。脂肪栓塞的后果取决于栓塞部位及脂滴数量的多少。

（3）气体栓塞：分为空气栓塞（大量空气迅速进入血液循环）、减压病（原溶于血液内的气体迅速游离）等类型。一般迅速进入血液循环的空气量在100 mL左右时即可导致心力衰竭。

（4）羊水栓塞：羊水通过子宫静脉进入母体肺循环造成的栓塞。此型罕见，但死亡率很高，大于80%。

（5）其他栓塞：如肿瘤细胞、细菌、真菌团块、其他异物等引起的栓塞。

4. 梗死　器官或局部组织血管阻塞或血流停止，引起局部组织缺血缺氧而导致的坏死。血栓形成、动脉栓塞、动脉痉挛、血管受压闭塞等均可引起梗死。梗死的形状与发生梗死的器官血管分布方式相关。梗死的质地与组织、器官发生坏死的类型相关。依据梗死灶的颜色，即含血量的多少，可将梗死分为贫血性梗死、出血性梗死、败血性梗死。

（1）贫血性梗死：多发生于组织结构致密、侧支循环不丰富的实质器官，如肾、脾、心等，梗死灶呈灰白色。

（2）出血性梗死：多见于组织结构疏松、血管吻合支丰富的空腔器官，严重淤血是发生梗死的重要先决条件。如肺、肠等器官。

（3）败血性梗死：主要由含有细菌的栓子阻塞血管引起，梗死灶内可见细菌团及大量炎细胞浸润。常见于急性感染性心内膜炎。

 知识拓展

梗死形成的因素

器官或局部组织血管阻塞或血流停止，引起局部组织缺血缺氧而导致的坏死。影响梗死形成的因素，一是与器官血供特性有关，二是与局部组织对缺血的敏感程度有关，神经组织耐受性最低，3~4 min的缺血即可引起梗死，心肌细胞对缺血也很敏感，缺血20~30 min就会死亡。

实验内容

一、大体标本

1. **慢性肝淤血**　标本为成人肝。肝体积增大，包膜紧张，呈暗红色，边缘钝圆。冠状切面可见红黄相间，状似槟榔片样的花纹（固定后呈棕褐色与灰黄色相间），故又称"槟榔肝"（图2-1）。

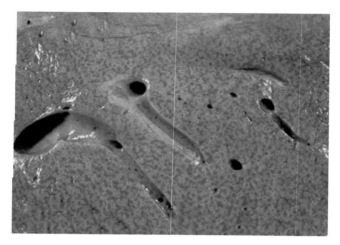

图2-1　慢性肝淤血

大体标本：慢性肝淤血

2. **血栓栓塞**　标本为肺动脉血栓一段。动脉管腔内见实性长条样物，即血栓。血栓与血管壁粘连紧密，血栓表面干燥、粗糙、无光泽、质脆，灰白色夹杂少许暗红色区（图2-2）。

3. **静脉血栓**　标本为一段静脉，静脉腔内可见一干燥、粗糙，暗红色与灰白色条纹相间的一段血栓。血栓与血管壁紧密粘连，不易剥离，血栓表面部分区域可见薄层灰白色纤维组织覆盖（已部分机化）（图2-3）。

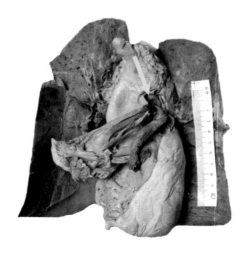

图2-2　肺动脉血栓栓塞

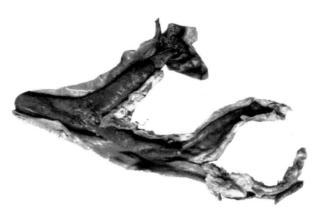

图2-3　静脉血栓

4. **脾贫血性梗死**　标本为部分脾脏，表面可见一处灰白色的不规则凹陷区。切面上可见一楔形梗死灶，其尖端指向脾门，底部指向脾脏表面。梗死区内组织致密、干燥，与周围组织界线清楚，其周边有暗红色的充血、出血带与正常组织相隔（图2-4）。

5. **心肌梗死**　标本为部分心脏。可见左心室壁大面积心肌梗死，梗死部位呈灰白色、不规则形，与周围组织分界清楚（图2-5）。

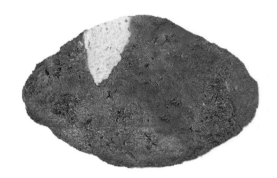

图2-4　脾贫血性梗死

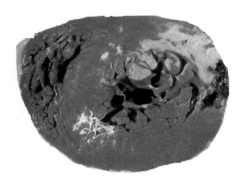

图2-5　心肌梗死

 课程思政

胡大一 —— 冠心病急救绿色通道

心肌细胞和神经细胞是永久性细胞，一旦损伤，就会永久性缺失，且心肌细胞和神经细胞均对缺血较为敏感，所以对于急性心肌梗死和急性脑梗死，抢救时间就很重要。胡大一是我国著名心血管病专家，1995年他率先在我国建立了急性心肌梗死绿色通道和胸痛中心，强调"时间就是心肌，时间就是生命"，主张采取多种措施为急性心肌梗死患者提供优先服务，使患者在发病第一时间得到有效的救治。以胡大一教授为代表的在该领域做出杰出贡献的多位专家，共同完善了我国心血管病的救治体系，极大地保障了人民的健康。

6. **肠出血性梗死**　标本为回肠肠管一段。肠管肿胀增粗、肠壁增厚，病变区呈暗红色，伴出血坏死，与周围肠管分界不清。肠浆膜面湿润，失去光泽（图2-6）。

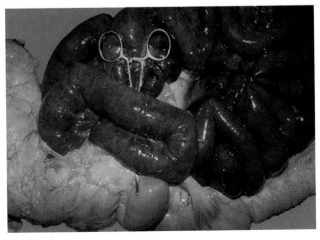

图2-6　肠出血性梗死

二、组织切片

1. **慢性肝淤血** 肝小叶中央静脉扩张淤血，大部分中央静脉区淤积大片红细胞，掩盖中央静脉。中央静脉区肝窦扩张淤血（黑色箭头），邻近肝细胞受压萎缩甚至消失。肝小叶周边部的肝细胞胞浆内出现大小不等的空泡（肝细胞脂肪变性）（红色箭头）。相邻的肝小叶淤血区通过肝板相互连接成淤血带（图2-7）。

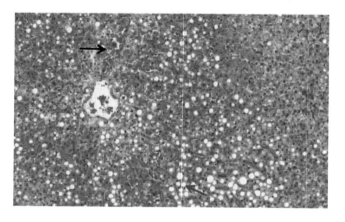

图2-7 慢性肝淤血（HE染色，×100）

组织切片：慢性肝淤血

2. **慢性肺淤血** 肺泡隔增厚，纤维组织增生，其内可见肺泡隔毛细血管扩张充血。肺泡腔内可见散在的巨噬细胞、红细胞及少量的淡红色浆液（肺水肿液）。部分肺泡腔内可见胞浆内含棕黄色颗粒（含铁血黄素）的"心力衰竭细胞"（黑色箭头）（图2-8）。

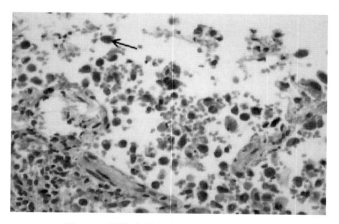

图2-8 慢性肺淤血（HE染色，×400）

组织切片：慢性肺淤血

3. **混合血栓** 低倍镜下血管腔内可见血栓阻塞管腔。

血栓中有血小板黏附而形成的小梁，呈粉红色均质条索状，小梁表面有少量白细胞附着。血小板梁（黑色箭头）之间为纤维素网，其中网罗许多红细胞（绿色箭头），血小板边缘可见中性粒细胞附着。（图2-9）。

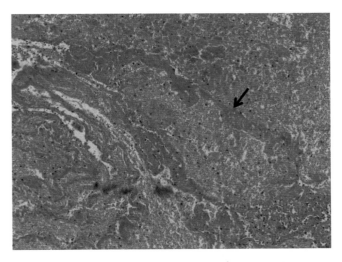

图2-9 混合血栓（HE染色，×100）　　　　　组织切片：混合血栓

4. 血栓机化　切片为一静脉血栓的横断面。血管壁及管腔内的血栓成分均可辨认。在血栓与管壁之间及血栓内部可见多处裂隙状不规则管腔（再通）（红色箭头），其腔面被覆有扁平内皮。其余血栓成分内可见肉芽组织长入（黑色箭头）（图2-10）。

5. 肾贫血性梗死　梗死区肾小球、肾小管轮廓仍保留，但细胞核已溶解消失，胞质嗜伊红染色，均匀一致，组织结构轮廓尚保存（黑色箭头）。梗死灶周边可见毛细血管和细动脉扩张充血、出血及中性粒细胞浸润（图2-11）。

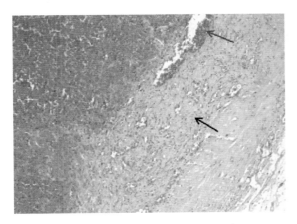

图2-10 血栓机化（HE染色，×40）

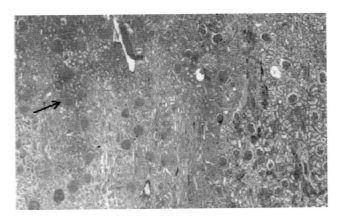

图2-11 肾贫血性梗死（HE染色，×40）

思考题

（1）试根据慢性肺淤血的镜下特点分析慢性肺淤血患者的临床症状。

（2）试根据槟榔肝的镜下改变解释其大体改变。

（3）从血栓的类型分析血栓是怎样形成的。

（4）心室附壁血栓属于哪种类型的血栓？试分析这类血栓可能出现的后果。

（5）肠出血性梗死与肠坏疽有何异同？二者有联系吗？

（6）试述淤血、血栓形成、栓塞、梗死之间的联系。

临床思维训练

韩某，男，72岁，既往患高血压20年，脑动脉粥样硬化10余年，未进行规律治疗。1年来常出现便秘，3天前如厕时突然昏倒，送至医院抢救后意识恢复，但遗留有言语不利、肢体瘫痪。

李某，男，66岁，4年前已确诊为脑动脉粥样硬化，1个月前间断头晕发作，5天前晨起头晕加重，伴面部麻木、语言不利，以及右侧上、下肢活动不利。

王某，女，33岁，既往患风湿性心脏病伴亚急性细菌性心内膜炎（左心瓣膜上有赘生物形成）。起床下地活动时，突然感觉头晕，当即卧床，2天后出现右侧肢体瘫痪。

讨论：

（1）上述三位患者的症状有头晕、昏迷和肢体瘫痪等神经系统症状。结合局部血液循环障碍所学知识，分析引起上述患者症状的原因有无不同。

（2）结合局部血液循环障碍所学知识，试为三位患者做出初步诊断，并说出病情相关知识的联系。

实验作业

绘图：慢性肝淤血（10×10）。

实验三　炎　症

实验目的

1. **知识目标**
（1）理解炎症的基本病理变化。
（2）辨认急、慢性炎症的大体与镜下形态特征。
（3）总结渗出性炎症的病变特点及各种炎症细胞的形态特征。
2. **能力目标**　结合临床病例，使学生具备分析炎症性疾病的临床表现及内在原因的能力。
3. **素质目标**
（1）培养学生科学、严谨的学习态度和临床思维能力。
（2）医学生在科研中要不断探索求知，善于发现，发扬团队的协作精神，以及百折不挠、锲而不舍的科学精神。

实验理论

炎症是具有血管系统的活体组织对各种损伤因子的刺激所发生的以防御反应为主的基本病理过程。炎症的基本病理变化包括局部组织的变质、渗出和增生，临床上炎症的局部表现包括红、肿、热、痛和功能障碍；当局部的病变炎症比较严重时，常出现明显的全身反应，如发热、末梢血白细胞数目改变、单核巨噬细胞系统增生、心率增快、血压升高、厌食、寒战等。按照基本病变的不同可将炎症分为变质性炎、渗出性炎和增生性炎。

1. **变质性炎**　变质性炎病变以局部组织和细胞的变性、坏死为主，而渗出和增生较轻微，多见于急性炎症。变质性炎常见于心、肝、脑等实质性器官，多由某些重症感染和中毒引起。例如，白喉杆菌外毒素引起中毒性心肌炎时心肌细胞的变性和坏死；急性重型肝炎时肝细胞的广泛变性和大片坏死；流行性乙型脑炎时神经细胞的变性和坏死等。

2. **渗出性炎**　渗出性炎局部以渗出病变为主，同时伴有大量渗出物形成，而组织、细胞的变性、坏死及增生较轻，多见于急性炎症。根据渗出物的主要成分和病变特点可将渗出性炎分为浆液性炎、纤维素性炎、化脓性炎和出血性炎四种类型。

（1）浆液性炎：主要成分是浆液及少量纤维素和中性粒细胞。常发生于黏膜、浆膜、滑膜、皮肤和疏松结缔组织等。临床上常见于Ⅱ度烧伤的皮肤水疱及炎性水肿（如腹腔积液、胸腔积液、关节腔积液等）。浆液性炎一般较轻，易于消退。

（2）纤维素性炎：主要成分是纤维素，出现纤维素性炎说明血管壁损伤严重，通透性明显增加。纤维素性炎易发生于黏膜、浆膜和肺组织。发生于黏膜的纤维素性炎由渗出的纤维素、中性粒细胞、坏死的黏膜组织及病原菌等构成，可在黏膜表面形成一层灰白色膜状物，称为"伪膜"，又称伪膜性炎。如白喉、细菌性痢疾。浆膜的纤维素性炎常见于胸膜、腹膜和心包膜，如胸膜炎、腹膜炎、绒毛心等，常会造成较严重的临床后果。

（3）化脓性炎：以中性粒细胞渗出为主，并伴有不同程度的组织坏死和脓液形成，多由化脓菌（如葡萄球菌、链球菌、脑膜炎奈瑟菌、淋病奈瑟菌、大肠埃希菌）感染所致。变性、坏死的中性粒细胞称为脓细胞，脓性渗出物称为脓液，多呈灰黄色或黄绿色，为混浊、凝乳状液体。化脓性炎包括：①表面化脓和积脓，前者指发生在黏膜和浆膜表面的化脓性炎；后者指脓液积聚在发生部位的腔道或浆膜腔内，如输卵管、胸膜腔和胆囊的化脓性炎。②蜂窝织炎，疏松结缔组织的弥漫性化脓性炎，表现为炎症病变组织内大量中性粒细胞弥漫性浸润，与周围组织界线不清，如皮肤、肌肉、阑尾的化脓性炎。③脓肿，器官或组织内的局限性化脓性炎症。主要特征是组织发生溶解坏死，形成充满脓液的脓腔。脓肿可发生于皮下或内脏，较大脓肿常需切开排脓或穿刺抽脓，深部组织脓肿向体表或自然管道穿破可形成窦道或瘘管。

（4）出血性炎：炎症病灶的血管损伤严重，是渗出物中含有大量红细胞的炎症。常见于流行性出血热、钩端螺旋体病、鼠疫或炭疽等急性传染病。

3. 增生性炎 增生性炎主要是局部组织细胞、淋巴细胞、被覆上皮、成纤维细胞为主的增生，常伴有不同程度的变质和渗出，多为慢性炎症。少数急性炎症也可表现为增生性炎改变，如急性肾小球肾炎、伤寒等。增生性炎按病变特征分为一般增生性炎、肉芽肿性炎、炎性假瘤和炎性息肉。临床上可形成黏膜息肉、各种肉芽肿和实质细胞的团块状增生，导致器官、组织的结构和功能发生不同程度的改变，部分增生组织可以发生癌变。肉芽肿以炎症局部巨噬细胞及其衍生细胞增生，形成境界清楚的结节状病灶为特征，可分为感染性肉芽肿、异物性肉芽肿及原因不明的肉芽肿。

变质、渗出和增生三者相互依存、相互制约，并存于炎症灶内，互相交错重叠，构成复杂的炎症反应。一般来说，变质反映的是损伤的一面，而渗出和增生则反映的是抗损伤的一面。但在一定条件下，一些抗损伤因素也会对机体产生不利的影响。机体许多成分参与了炎症反应过程，包括白细胞、内皮细胞、成纤维细胞、血浆蛋白、细胞外基质、炎症介质等。因此，炎症是损伤、抗损伤和修复共存的统一过程。

实验内容

一、大体标本

1. **气管白喉**　标本为小儿气道，气道已被剪开。喉室、气管及支气管分叉处黏膜面有淡黄、灰白色假膜，部分已经漂浮起来，甚至脱离气管壁（图3-1）。

2. **纤维素性心包炎**　标本为成人心脏，已将心包剪开，暴露心包脏层（心脏外膜）。心包脏层表面

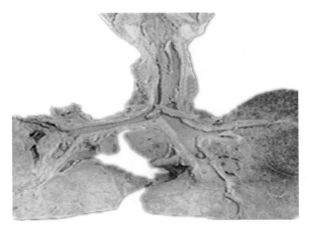

图3-1　气管白喉

 课程思政

"儿童的救星"——贝林

　　埃米尔·阿道夫·冯·贝林是一位德国的细菌学家、免疫学家，于1854年生于一个普通家庭，凭着自己的努力在1874年进入柏林腓特烈·威廉军事医学院，1878年获博士学位。1887年他被派至波恩药理研究所深造。1889年他受邀进入柏林传染病研究所。在此期间，贝林受中医"以毒攻毒"原理的启发后提出了"抗毒素免疫"的概念。他在豚鼠体内注射白喉棒状杆菌，使它们患上白喉，再从患病存活的豚鼠身上抽取血液，分离出血清，最后将这种血清注射到刚受到白喉棒状杆菌感染的豚鼠体内。在历经了多次失败后获得了成功。1890年，贝林和他的同事共同发表了他们的研究结果，不过这种全新的治疗在人的身上能获得成功吗？1891年12月20日，在柏林大学附属诊疗所的儿科病房里躺着一位濒死的白喉患儿。贝林找到已经绝望了的患儿父母，告诉他们自己有一种从未尝试过的新药，在征得患儿父母同意后贝林给患儿注射了一针白喉抗毒素血清。第二天患儿病情明显好转，四天后患儿的父母在病床边同患儿共同庆祝圣诞节，一周后患儿就出院了。这次医疗活动被称为"圣诞大拯救"。这一疗法也很快得到推广，白喉病死率大为降低。因此，贝林被誉为"儿童的救星"。

粗糙，可见一层纤维素性的渗出物呈细绒毛状物覆盖在心包脏层，呈灰白色，外观似绵羊皮，故称"绒毛心"（图3-2）。

3. **纤维素性胸膜炎**　标本为成人一侧肺脏。脏层胸膜明显增厚、粗糙，渗出的纤维素等呈灰白色破絮状，覆盖在肺表面。斑片状裸露的肺组织呈黑褐色（图3-3）。

4. **急性蜂窝织炎性阑尾炎**　标本为成人阑尾。阑尾明显增粗、肿胀。浆膜面血管明显扩张充血（呈

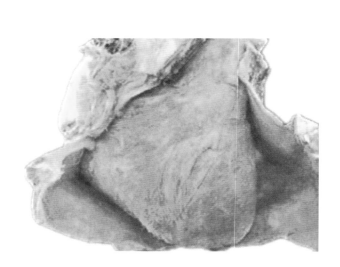

图3-2　纤维素性心包炎

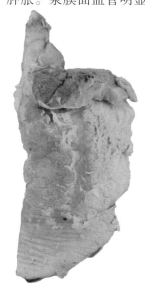

图3-3　纤维素性胸膜炎

暗红色），浆膜失去光泽，部分区域附着灰黄色脓苔（纤维素性脓性渗出物）。阑尾系膜增厚，表面也附着灰黄色纤维素性脓性渗出物。切面见阑尾管壁增厚，管腔扩张，腔内含有黄白色的脓液（图3-4）。

5. **急性肺脓肿**　标本为成人肺脏的切面。切面上可见一脓肿，边缘不整，脓肿壁不明显。脓肿腔内为淡黄色脓性坏死物，有的脓腔内脓液已流出，其脓腔壁上附着一些絮状坏死物（图3-5）。

6. **慢性胆囊炎**　标本为成人胆囊。胆囊体积增大，表面浆膜尚光滑。切面见胆囊壁明显增厚

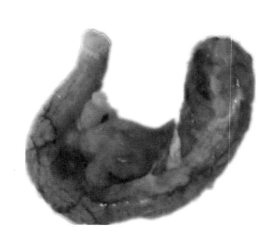

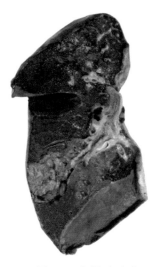

图3-4　急性蜂窝织炎性阑尾炎　　大体标本：急性蜂窝织炎性阑尾炎　　图3-5　急性肺脓肿

（0.8~1.2 cm），呈灰白色，质韧。黏膜粗糙，呈颗粒状（图3-6）。

7. **肠粘连**　标本为腹腔手术视野。肠管间可见广泛灰白色纤维组织条索增生、粘连。肠管被纤维条索牵拉粘连成团，肠壁增厚（图3-7）。

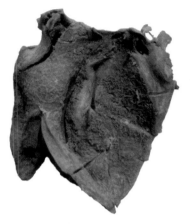

图3-6　慢性胆囊炎

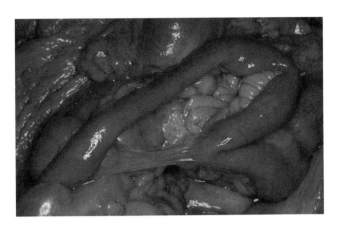

图3-7　肠粘连

二、组织切片

1. **纤维素性胸膜炎**　低倍镜见组织表面为较多网状、条索状的红染物质，其下为纤维结缔组织构成的脏层胸膜，最下层为肺组织。

高倍镜见红染物质为纤维素性渗出物，其间有少量巨噬细胞、红细胞等，邻近的肺组织毛细血管扩张、充血，肺泡腔内见水肿液、红细胞、白细胞等（图3-8）。

2. **纤维素性心包炎**　心包表面附有炎性渗出物，主要成分为大量纤维素，呈粉红色丝网状，其内混有少量中性粒细胞、淋巴细胞及变性坏死的间皮细胞。

心外膜结缔组织中血管和内皮细胞增生、肥大，并有少量淋巴细胞、巨噬细胞浸润（图3-9）。

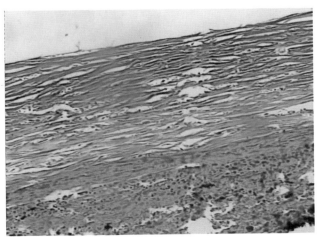

图3-8　纤维素性胸膜炎（HE染色，×100）

3. **急性蜂窝织炎性阑尾炎**　低倍镜下可辨认阑尾腔及阑尾壁的四层结构，即黏膜层、黏膜下层、肌层和浆膜层。阑尾腔内聚积大量中性粒细胞及脓细胞。

阑尾黏膜大部分被破坏，部分上皮脱落，固有层可形成淋巴小结。黏膜下层、肌层、浆膜层、阑尾

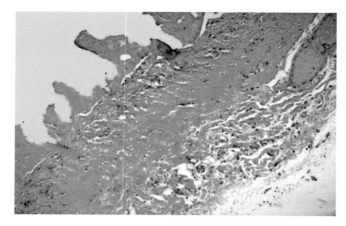

图3-9 纤维素性心包炎（HE染色，×100）

系膜均明显充血、水肿，大量中性粒细胞弥漫浸润，阑尾肌层内病变尤为明显（图3-10）。

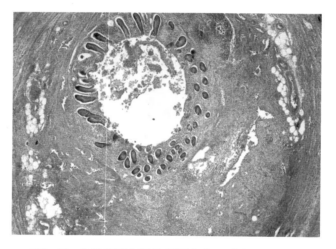

图3-10 急性蜂窝织炎性阑尾炎（HE染色，×40）

组织切片：急性蜂窝织炎性阑尾炎

4. 急性肺脓肿 病变处肺组织明显变性、坏死，形成脓肿（箭头），伴大量中性粒细胞、脓细胞浸润。脓肿壁纤维组织增生不明显，脓肿腔内大量脓液堆积（图3-11）。

5. 慢性胆囊炎 胆囊黏膜上皮增生呈乳头状，黏膜腺体凹陷，有的深达肌层。

在增厚的胆囊壁中，淋巴细胞、浆细胞浸润，有的呈灶性分布。胆囊壁肌层中纤维组织明显增生，血管扩张充血（图3-12）。

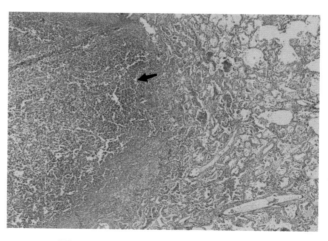

图3-11 急性肺脓肿（HE染色，×40）

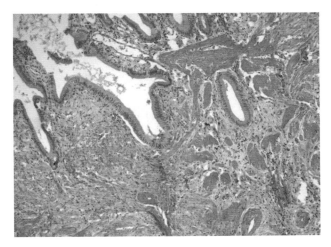

图3-12 慢性胆囊炎（HE染色，×100）

组织切片：慢性胆囊炎

6. 异物性肉芽肿 组织中可见大小不等的片状分布的痛风样结石，周围见大量异物巨细胞（箭头）和巨噬细胞，间质纤维组织增生，慢性炎细胞浸润，局部形成肉芽肿。

高倍镜见异物巨细胞体积大，呈圆形或不规则形，细胞界线不清，胞质丰富，胞质红染，多核，异物巨细胞常包绕异物，有些异物巨细胞胞质内可见红染的结晶样物沉积（图3-13）。

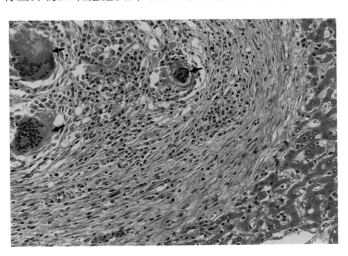

图3-13 异物性肉芽肿（HE染色，×400）

思考题

（1）炎症的基本病理变化有哪些？试举例说明其相互关系。

（2）何谓纤维素性炎？简述其好发部位并举例。

（3）纤维素性胸膜炎与纤维素性心包炎表面的绒毛状物形成机制是否一致？临床上听诊时有何改变？

（4）试比较脓肿与蜂窝织炎的异同并举例说明。

（5）何谓渗出？渗出液与漏出液的区别主要有哪些？区别二者有何意义？

（6）何谓肉芽肿性炎？结合肉芽肿的组成成分简述其常见类型。

（7）试述急性炎症与慢性炎症的区别。

临床思维训练

患者，男，20岁。转移性右下腹痛6小时。18小时前突然出现上腹部及其周围持续性疼痛并阵发性加剧，曾服用驱虫药，症状未减轻，6小时前疼痛转移至右下腹部，伴呕吐1次，呕吐物为胃内容物，伴畏寒、发热，急诊入院。查体：体温39.0 ℃，脉搏96次/min，呼吸28次/min，血压115/75 mmHg。右下腹腹壁紧张，麦氏点压痛、反跳痛。实验室检查：白细胞计数23×10⁹/L，中性粒细胞百分比为98%，急诊行阑尾切除术。病理检查：阑尾一条，长6.3 cm，肿胀明显，末端直径1.5 cm，阑尾及其系膜表面高度充血，表面覆有黄白色脓性渗出物，阑尾腔内充满脓液；镜检：阑尾壁各层均显著充血、水肿，大量中性粒细胞弥漫性浸润，黏膜部分坏死脱落，腔内可见大量脓细胞，浆膜面覆以大量纤维素及中性粒细胞。

讨论：

（1）本例阑尾发生了什么炎症？病变特点如何？

（2）如不及时手术可能会发生什么后果？

（3）试解释该患者的临床表现。

实验作业

绘图：急性蜂窝织炎性阑尾炎（10×40）。

实验四　肿　瘤

实验目的

1. 知识目标
（1）归纳常见肿瘤的形态学特点及生物学特性。
（2）描述良性肿瘤与恶性肿瘤的鉴别、癌与肉瘤的鉴别。
（3）叙述转移瘤的特点。
2. 能力目标　通过学习，能够正确地认识肿瘤、诊断肿瘤。
3. 素质目标
（1）培养学生健全的人格，为社会做出积极贡献。
（2）塑造科学、严谨的学习态度及工作态度。
（3）树立良好的医风医德。

实验理论

肿瘤是细胞异常增殖形成的新生物，常表现为机体局部的异常组织团块。肿瘤细胞的形态、代谢和功能均有异常，不同程度地失去了分化成熟的能力。

1. 肿瘤的形态
（1）肿瘤的大体形态：肿瘤的大小差别大，数目有单发，也有多发；形状多样，有乳头状、结节状、分叶状、息肉状、溃疡状和囊状等；颜色上也是多种的，主要是由肿瘤的组织、细胞及其产物决定的；质地与肿瘤的类型有关。
（2）肿瘤的组织形态：肿瘤组织由实质和间质两部分组成。肿瘤实质由肿瘤细胞组成，间质多由结缔组织和血管组成。

2. 肿瘤的异型性与分化　肿瘤的异型性表现为肿瘤组织结构和细胞形态与相应的正常组织有不同程度的差异。异型性是肿瘤组织和细胞出现成熟障碍和分化障碍的表现，是区别良性肿瘤和恶性肿瘤的重要指标。异型性的大小反映了肿瘤的成熟程度。肿瘤的异型性可分为两种：①细胞异型性。表现为细胞大小不等，形态各异，核大，核浆比值增大，有双核、巨核、多核，核染色深，多见核分裂及病理性核分裂，核仁大，数目多，胞浆多嗜碱性。②组织结构异型性。表现为细胞排列紊乱，层次增多，极向紊乱等。肿瘤的分化是指肿瘤组织在形态和功能上与某种正常组织的相似之处。

 医学前沿

间变性肿瘤的研究进展

肿瘤的评估，需要对其实质细胞的分化程度和异型性进行评估。细胞分化是指肿瘤细胞与其起源的正常细胞在形态和功能上的相似程度。由未分化细胞构成的恶性肿瘤被称为间变性肿瘤。缺乏细胞分化（或间变）被认为是癌症的标志。间变这个词意味着"反向回复原始状态"，暗示着正常细胞在肿瘤形成过程中去分化（或失去结构和功能的分化）。然而现在已经很明确地认识到许多肿瘤起源于组织中的干细胞，因此认为这些肿瘤所表现的缺乏细胞分化的特点是由于分化失败所引起的，没有经历高分化（特异性的）过程。其他能解释恶性肿瘤去分化的机制包括上皮向间质转化、间质向上皮转化和与细胞塑形有关的细胞分化状态间的转分化。通常，由间变性细胞（这些细胞生长迅速）组成的恶性肿瘤似乎不具有特异功能活性。间变性细胞有显著的细胞多形性和核的多形性（细胞大小、形状不同或异形）。

3. 肿瘤的生长方式

（1）膨胀性生长：多为良性肿瘤的生长方式。

（2）外生性生长：良恶性肿瘤均可见。

（3）浸润性生长：主要为恶性肿瘤的生长方式。

4. 肿瘤的生长速度　肿瘤的生长速度由肿瘤细胞的倍增时间、生长分数、肿瘤细胞生成和死亡的比例等因素决定。

5. 肿瘤的扩散　扩散是恶性肿瘤最重要的生物学特点。肿瘤的扩散方式包括：

（1）直接蔓延：肿瘤细胞在原发部位侵袭周围组织，并沿组织间隙或神经束衣连续地浸润生长，破坏邻近组织和器官的现象。

（2）转移：恶性肿瘤细胞从原发部位侵入血管、淋巴管或体腔，迁徙到其他部位继续生长，形成与原发瘤性质和类型相同的肿瘤的过程。恶性肿瘤常见的转移途径有淋巴转移、血行转移和种植转移。

6. 肿瘤对机体的影响　良性肿瘤对机体影响较小，主要表现为局部压迫和阻塞症状；恶性肿瘤对机体影响严重，不但会出现局部压迫和阻塞症状，还易并发溃疡、出血、穿孔等，引起发热、顽固性疼痛、内分泌紊乱、副肿瘤综合征、恶病质等。

7. 原位癌及癌前病变

（1）原位癌：黏膜或皮肤的异型增生已累及上皮的全层，但没有突破上皮的基底膜。

（2）癌前病变：具有癌变潜能的一类良性病变，如大肠腺瘤、纤维囊性乳腺病等。

8. 上皮组织肿瘤

（1）乳头状瘤：肉眼可见肿瘤呈外生性生长，形成乳头状突起或呈菜花状、绒毛状，根部有蒂；

镜下可见乳头表面覆盖着增生的上皮，分化良好，上皮不突破基底膜，乳头的轴心由血管和结缔组织构成。

（2）鳞状细胞癌：肉眼可见肿物呈菜花状、溃疡型或蕈伞状，切面呈灰白色，干燥、质硬；镜下可见癌细胞呈团块状或条索状排列，形成癌巢，癌巢与间质分界清楚，分化好的鳞癌癌巢中央可见角化珠或癌珠，细胞间可见细胞间桥。

9. 间叶组织肿瘤

（1）纤维瘤：肉眼可呈结节状，有包膜，界线清，切面呈灰白色，可见编织状条纹，质硬；镜下可见纤维瘤由胶原纤维和纤维细胞构成，瘤细胞似正常纤维细胞，分化良好。

（2）平滑肌瘤：肉眼可呈结节状，切面呈灰白或灰红色，可见编织状或旋涡状条纹；镜下可见瘤细胞分化良好，核呈长杆状，两端钝圆，排列成束状、编织状。

（3）纤维肉瘤：肉眼可呈结节状或不规则状，可有假包膜，切面呈粉红色，细腻，呈鱼肉状；镜下可见瘤细胞散乱排列，实质与间质分界不清，瘤细胞大小不一，核分裂象或病理性核分裂象多见，可见瘤巨细胞。

（4）其他肉瘤：如脂肪肉瘤、平滑肌肉瘤、骨肉瘤、横纹肌肉瘤等。

实验内容

一、大体标本

1. **皮肤乳头状瘤**　标本为皮肤肿物。皮肤表面呈乳头状突起，粗细长短不一，突出于皮肤表面。乳头状突起基底部常有宽窄不等的蒂与皮肤相连（图4-1）。

2. **脂肪瘤**　标本为切除的背部肿物。常呈分叶状、圆形或椭圆形，有完整的包膜，与周围组织分界清楚。肿瘤质软，触之有油腻感。

切面呈脂黄色、油腻状，与一般脂肪组织相似（图4-2）。

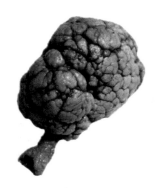

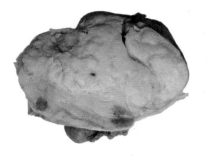

图4-1　皮肤乳头状瘤　　　大体标本：皮肤乳头状瘤　　　图4-2　脂肪瘤　　　大体标本：脂肪瘤

3. **子宫平滑肌瘤** 标本为切除的子宫。子宫平滑肌瘤以肌壁间肌瘤最多见，其次为浆膜下肌瘤和黏膜下肌瘤。肿瘤常为多个，大小不等，可有米粒大、绿豆大至鸡蛋大或更大，较大者可填满或压迫子宫腔，使子宫腔变窄变形。肿瘤多呈圆形或卵圆形，边界清楚。

切面呈灰白色，可见肌束及纤维组织交错排列呈编织样结构，有些区域呈旋涡状结构（图4-3）。

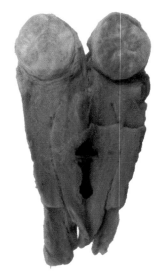

图4-3 子宫平滑肌瘤　　　　　大体标本：子宫平滑肌瘤

4. **溃疡型胃癌** 标本为沿胃大弯切开的胃。在胃小弯侧近幽门处可见一灰白色溃疡型肿物，溃疡形状不规则，直径多＞2 cm，溃疡边缘隆起呈火山口状，溃疡底部高低不平，常有出血、坏死等改变，周围黏膜皱襞有中断现象。

切面见肿瘤组织呈灰白色，干燥，质地较硬，与周围正常组织分界不清（图4-4）。

5. **纤维肉瘤** 标本为切除的瘤体。肿瘤呈圆形或椭圆形，有时呈分叶状或结节状。肿瘤质地一般较软，与周围组织界线清楚，可有不完整的假包膜。

肿瘤切面均匀细腻，呈灰白色或淡红色，质软，呈鱼肉状，有时可见出血、坏死及囊性变（图4-5）。

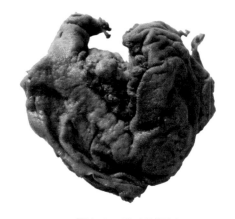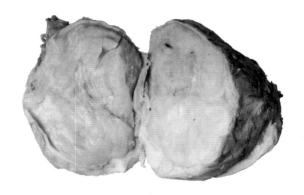

图4-4　溃疡型胃癌　　　　　　　　图4-5　纤维肉瘤

6. 骨肉瘤 标本为带有骨肉瘤的股骨。股骨下端见一梭形膨大的肿物，骨质已破坏。

切面见肿瘤灰白色或略呈灰红色，鱼肉状，其内散在出血、坏死灶。肿瘤向周围侵犯并侵入软组织中（图4-6）。

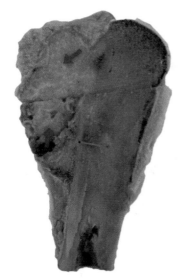

图4-6 骨肉瘤

大体标本：骨肉瘤

 知识拓展

认识骨肉瘤

骨肉瘤本身发病率低，但在原发恶性骨肿瘤中，骨肉瘤相对常见，每年每百万人中有4~5人发病。原发性骨肉瘤常发生在10~20岁的人群，约60%的骨肉瘤患者年龄在25岁以下。

骨肉瘤主要症状为局部疼痛，多表现为持续性的疼痛，并逐渐加重，尤以夜间为重。可伴有局部肿块、附近的关节活动受限、局部皮肤温度升高、静脉怒张等；后期给患者带来巨大的痛苦。

在生活中骨肉瘤常与生长痛混淆，以至于很多患儿没有及时确诊，在疾病早期没有得到有效的治疗，错过了最佳的治疗期，在疾病晚期遭受疾病带来的痛苦。

7. 胃癌肝转移 标本为切除的肝脏，肝切面可见多个灰白色结节，边界清楚，散在分布，结节大小比较一致，转移结节多靠近肝被膜处，较大结节中央出现出血、坏死而下陷形成癌脐（图4-7）。

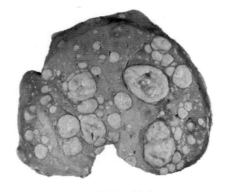

图4-7 胃癌肝转移

二、组织切片

1. 皮肤乳头状瘤　低倍镜下，见肿瘤为多数分支乳头状结构，乳头表面由增生的肿瘤性鳞状上皮细胞覆盖，与正常鳞状上皮几乎无区别，乳头中心为纤维组织、血管构成的纤维脉管束（黑色箭头），其中可见少量炎细胞浸润。

高倍镜下，瘤细胞形态、排列层次及方向与皮肤正常鳞状上皮组织相似，细胞层次增多，但细胞无异型性，分化成熟，基底膜完整。（图4-8）

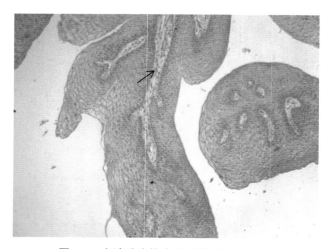

图4-8　皮肤乳头状瘤（HE染色，100）　　　　组织切片：皮肤乳头状瘤

2. 鳞状细胞癌　低倍镜下见肿瘤实质与间质分界清楚，癌细胞呈片状或条索状排列形成癌巢，由内向外依次是颗粒细胞样癌细胞、棘细胞样癌细胞，棘细胞样癌细胞之间可见细胞间桥，癌巢的外围环绕着深染的柱状基底细胞样癌细胞。间质中纤维组织增生，见小血管和淋巴细胞、浆细胞浸润。高分化鳞癌癌巢中央为粉红色同心圆排列的角化物质，称角化珠（黑色箭头），亦称癌珠或上皮珠，细胞间可见细胞间桥。

高倍镜下，癌细胞排列紊乱，异型性明显，细胞大小、形态不一，细胞核增大，核深染，染色质分布不均，核膜增厚，核仁明显，易见病理性核分裂象（图4-9）。

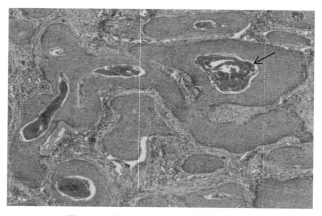

图4-9　鳞状细胞癌（HE染色，×100）　　　　组织切片：鳞状细胞癌

3. 纤维肉瘤 低倍镜下，瘤细胞弥漫成片，散乱分布，无巢状结构排列，实质与间质分界不清。瘤细胞丰富，形状与成纤维细胞相似。间质纤维成分少，血管丰富。

高倍镜下，瘤细胞多呈梭形，核呈椭圆形、圆形、不规整形，大小不一，细胞核明显增大，核深染，异型性明显，核分裂象多见，并可见病理性核分裂象（图4-10）。

4. 淋巴结转移癌 淋巴结正常结构被破坏，淋巴结大部分已被癌组织所取代，但仍可找到部分残存、受压的淋巴组织（黑色箭头）。

转移癌灶遍布于淋巴结内，癌灶呈不规则状分布。有些病例在淋巴结的输入、输出管内也可见到癌细胞。癌细胞具有明显的异型性，大小、形态不一，核形不规则，核深染，核分裂象易见（图4-11）。

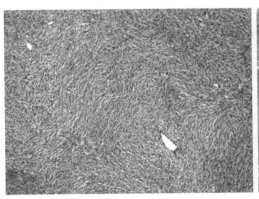
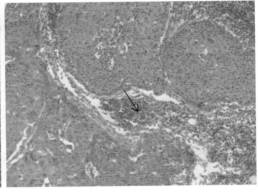

图4-10 纤维肉瘤（HE染色，×100）　　图4-11 淋巴结转移癌（HE染色，×100）　　组织切片：淋巴结转移癌

 知识拓展

吞噬青春的恶魔，让爱永留人间

小钰刚满16岁，最近晚上出现左膝隐隐作痛，她未在意，可左膝疼痛持续了1个多月，甚至白天也会出现疼痛，她告诉了家人。他们来到医院，本以为经过简单治疗就能回家了，没想到医生刚拿到X线片，又建议小钰行核磁共振、胸部CT、抽血化验等一系列检查。检查结果还未出来，医生来电话通知小钰父母抓紧时间去医院一趟。医生告诉小钰父母，小钰的疼痛可能是左股骨的肿瘤引起的，目前高度怀疑小钰患骨原发性恶性肿瘤——骨肉瘤。

经过进一步检查，最终确诊小钰患"骨肉瘤"，经过20次化疗和截肢手术，小钰最终还是走到了生命的尽头，她最后的心愿是将自己的眼角膜捐献给需要的人，把痛苦留给自己，将希望留给大家。

思考题

（1）试述癌与肉瘤形态的区别。

（2）肿瘤的扩散方式有哪些？

（3）结合组织形态的改变，试述良性肿瘤和恶性肿瘤的异型性和分化特点。

（4）结合标本观察，简述良、恶性肿瘤的生长方式。

（5）何谓核分裂象？怎样区分核分裂和病理性核分裂？

（6）简述转移瘤的形态特点。

临床思维训练

患者，女，13岁，以"右股骨下端持续性疼痛两月余，加重伴功能障碍10天"为主诉入院。2个月前无明显诱因出现右侧大腿靠近膝关节部位疼痛，为隐痛，当时无夜间痛，不影响行走和学习。2个月来疼痛逐渐加重，尤以夜间疼痛明显，一般止痛药无效，遂收治入院。

体格检查：体温37.4 ℃，脉搏100次/min，呼吸23次/min，血压14.0/10.0 kPa（约为105/75 mmHg），慢性病容，神志清，精神差，呼吸浅促，皮肤、巩膜无黄染。轻度跛行步态，右膝关节肿胀，皮肤无发红，浅表静脉扩张，皮温高，膝周围压痛，以膝内侧为重，浮髌试验（＋），腹股沟区未触及肿大的淋巴结。

辅助检查：血常规示血红蛋白108 g/L，尿常规无异常，血沉76 mm/h，碱性磷酸酶380 U/L，X线检查有新生骨小梁，日光射线征阳性。

讨论：

（1）该病例的初步诊断是什么？

（2）结合骨的正常结构和功能，试分析本疾病对机体有何影响。

实验作业

绘图：高分化鳞状细胞癌（×100）。

各　论

实验五　心血管系统疾病

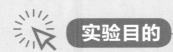 **实验目的**

1. **知识目标**

（1）归纳动脉粥样硬化的基本病理变化及心肌梗死的病理变化。

（2）描述高血压的病理变化。

（3）阐述风湿病的基本病理变化及风湿性心内膜炎的病理变化。

（4）总结亚急性感染性心内膜炎和心肌炎的病理变化。

2. **能力目标**　应用心血管系统疾病的理论知识和病变特点，解释相关疾病的临床表现及发病机制。

3. **素质目标**

（1）培养学生发现问题、分析问题及解决问题的综合素质。

（2）培养学生科学、严谨的学习态度和临床思维能力。

（3）塑造和培养学生高尚的职业道德和良好的医德医风。

 实验理论

心血管系统疾病在我国和欧美等一些发达国家的发病率和死亡率均居第一位，是严重危害人类生命和健康的一类疾病，本实验学习的主要疾病如下。

1. **动脉粥样硬化**　动脉粥样硬化的基本病理变化分为四期：①脂纹。肉眼见动脉内膜点状或条纹状黄色病灶；光镜下脂纹主要为泡沫细胞。②纤维斑块。由脂纹发展而来，斑块颜色从浅黄或灰黄色变为瓷白色；光镜下可见斑块表层为纤维帽，其下含有泡沫细胞、平滑肌细胞、细胞外基质和炎症细胞。③粥样斑块。动脉粥样硬化的特征性病变，肉眼可见灰黄色斑块隆起于内膜表面，深部为黄色或黄白色质软的粥样物质；光镜下可见纤维帽下含有无定形的红染坏死崩解产物、胆固醇结晶（石蜡切片上为针状空隙），底部和边缘可见肉芽组织。④继发性病变。斑块内出血、斑块破裂、血栓形成、钙化、动脉瘤形成及血管腔狭窄。

2. 冠状动脉粥样硬化性心脏病 冠状动脉粥样硬化性心脏病简称冠心病，是主要由冠状动脉狭窄导致心肌缺血引起的心脏病。冠心病的主要临床表现分四种：①心绞痛。心肌急剧的、暂时缺血和缺氧所引起的临床综合征。②心肌梗死。冠状动脉供血急剧减少或中断，致供血区持续性缺血而导致的心肌缺血性坏死。根据心肌梗死的范围和深度分为心内膜下心肌梗死和透壁性心肌梗死。心肌梗死的并发症主要有心力衰竭、心脏破裂、心室壁瘤、附壁血栓、心源性休克、急性心包炎及心律失常等。③心肌纤维化。由中重度冠状动脉狭窄引起心肌纤维持续性和（或）反复加重的缺血、缺氧导致心肌组织内纤维组织增生。④冠状动脉性猝死。多发生在冠状动脉粥样硬化的基础上，由于冠状动脉中至重度粥样硬化、斑块内出血，致冠状动脉狭窄或微循环血栓致栓塞，导致心肌急性缺血，冠状动脉血流的突然中断，引起心室颤动等严重心律失常。

 课程思政

弘扬祖国医学，坚定文化自信

洋地黄类药物是心衰治疗的基本用药，洋地黄毒苷最初由德国药物学家施密德伯格从洋地黄植物中提纯获得，并证明其是有效的强心成分。从天然植物中获取有效成分治疗疾病是药物研发的重要途径。我国科学家屠呦呦开创性地从中草药中分离出青蒿素应用于疟疾治疗，2015年获得诺贝尔生理学或医学奖，挽救了数以百万计的生命。屠呦呦教授一直坚信祖国医学具有厚重的养分和积淀，她努力挖掘中医药这个宝藏，得到世界的认可。屠呦呦教授获得诺贝尔生理学或医学奖表明，立足本土，汲取中华文化精华，我们同样能做得非常精彩。因此，我们应当坚定文化自信，实现精神上的崛起。

3. 高血压 高血压是指体循环动脉血压持续性升高，可导致心、脑、肾和血管改变的常见的临床综合征，可分为原发性高血压和继发性高血压。原发性高血压又分为良性高血压和恶性高血压。

（1）良性高血压的病理变化分三期：①功能紊乱期。全身细小动脉间歇性痉挛收缩。②动脉病变期。分为细小动脉硬化（最易累及肾入球动脉、视网膜动脉和脾中央动脉）、肌型小动脉硬化、大动脉硬化。③内脏病变期。心脏代偿期向心性肥大（主要为左心室），肉眼见乳头肌和肉柱增粗，但心腔不扩张，相对缩小。晚期失代偿期主要表现为离心性肥大，心腔扩张。肉眼可见双侧肾脏体积对称性缩小，质地变硬，表面弥漫分布着凹凸不平的细小颗粒，称原发性颗粒性固缩肾。镜下可见肾脏病变区肾单位萎缩、纤维化，而病变相对较轻的肾单位肾小球代偿性肥大，肾小管扩张。脑的病变主要表现为高血压脑病、脑软化及脑出血。视网膜中央动脉硬化，严重者出现视神经盘水肿，视网膜出血，视力减退。

（2）恶性高血压又称急进型高血压，特征性病变是增生性小动脉硬化和坏死性细动脉炎。

4. 风湿病　风湿病的特征性病变是风湿小体（阿绍夫小体）。其基本病理变化分三期。①变质渗出期。结缔组织基质的黏液样变性和胶原纤维素样坏死。②增生期（或肉芽肿期）。风湿小体形成，风湿小体中央纤维素样坏死，周围风湿细胞聚集，外围出现少量淋巴细胞和浆细胞。风湿细胞由增生的巨噬细胞吞噬坏死物质转变而成，体积大，胞浆丰富、嗜碱性，核大，可多核，呈圆形或椭圆形，风湿细胞的染色质集中于中央，核横切面似枭眼，纵切面呈毛虫状。③纤维化期（或硬化期）。风湿小体纤维化，形成梭形小瘢痕。

5. 风湿性心脏病　风湿病引起的心脏病变表现为三种：①风湿性心内膜炎。二尖瓣最常受累，早期瓣膜闭锁缘上可形成粟粒大小、灰白色半透明、串珠样单行排列的疣状赘生物。疣状赘生物镜下由血小板和纤维素构成。后期瓣膜赘生物机化，形成瘢痕，可导致瓣膜增厚、变硬、卷曲短缩及粘连等器质性改变。②风湿性心肌炎。主要累及心肌间质结缔组织，常表现为灶状间质性心肌炎、间质水肿及在心肌间质血管旁可见阿绍夫小体。③风湿性心外膜炎。主要累及心包膜脏层，表现为浆液性或纤维素性炎症，可形成绒毛心。

6. 感染性心内膜炎　感染性心内膜炎根据病情和病程分为两种：①急性感染性心内膜炎。瓣膜赘生物体积较大、质软，呈灰黄色或浅绿色，主要由脓性渗出物、血栓、坏死组织及大量细菌菌落构成，易脱落，瓣膜易穿孔。②亚急性感染性心内膜炎。赘生物大小不等，呈息肉状或菜花状，质脆，易破碎脱落，可导致瓣膜损害，亦可引起动脉栓塞和败血症。

7. 心瓣膜病　心瓣膜病表现为两种：①瓣膜口狭窄。由于瓣膜粘连、增厚、弹性减退、瓣膜环硬化和缩窄，致使瓣膜开放时不能完全张开，进而引起血流通过障碍。②瓣膜关闭不全。瓣膜关闭时瓣膜口不能完全闭合，使部分血液反流，其形态学改变是瓣膜增厚、变硬、卷曲、缩短或瓣膜破裂和穿孔，腱索增粗、缩短和粘连。

 分子病理学

心血管系统细胞

　　根据心血管病理学家对病变心血管的大体和组织病理学改变细致的描述性研究，临床医师研究了感染性、炎症性、免疫性和退行性心血管疾病的发病机制。研究显示：病变组织中有大量的炎性细胞聚集、新生血管形成、基质增生，最后形成纤维化，在病变中可观察到钙化灶。

　　目前，关于心血管系统结构与功能的研究已经步入一个创新性的时代，心血管病理学的研究正在由静态组织病理学研究转变为动态的细胞和分子生物学机制研究。20世纪70年代血管内皮细胞和平滑肌细胞的发现成功开创了血管生物学领域，此后成功地培养出了瓣膜间质细胞和瓣膜内皮细胞。这些细胞的成功培养使我们可以进一步在细胞和分子水平研究内皮细胞、平滑肌细胞、心肌细胞和瓣膜间质细胞的结构与功能。最近，人类新的细胞种群已经被鉴定和分离出来，它们既可以再生，也可以沿着不同的心血管路径分化，参与心血管系统的修复，这使通过细胞治疗和组织工程治疗达到组织修复和基本功能修复成为可能。相信在不久的将来，通过临床和病理医生的不懈努力，在临床心血管疾病的治疗中会有质的突破。

实验内容

一、大体标本

1. **主动脉粥样硬化** 标本为成人主动脉，已纵向剪开。可见主动脉内膜上分布着大量灰白色、灰黄色的斑块，有些斑块纤维帽很薄，有些斑块已破裂形成溃疡（图5-1）。

2. **心肌梗死** 标本为成人心脏。左心室壁可见大片灰白色不规则地图状的梗死区，属贫血性梗死，其周围可见暗红色出血带（图5-2）。

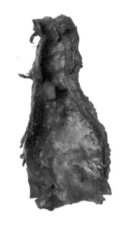

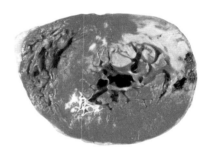

图5-1 主动脉粥样硬化　　大体标本：主动脉粥样硬化　　图5-2 心肌梗死　　大体标本：心肌梗死

3. **动脉瘤** 标本为成人腹主动脉。肾动脉远端的腹主动脉壁局部向外膨出，形似气囊，若动脉瘤破裂可致大出血（图5-3）。

4. **高血压心脏病** 标本为成人心脏横断面。心脏体积增大，重量增加。左心室壁明显增厚，乳头肌、肉柱增粗，心腔相对缩小（图5-4）。

5. **原发性颗粒性固缩肾** 标本为成人一侧肾脏。肾脏体积缩小、重量减轻、质地变硬。肾脏表面凹凸不平，呈细颗粒状。切面肾皮质变薄，皮质、髓质分界不清，肾小动脉管壁增厚，管口呈哆开状（图5-5）。

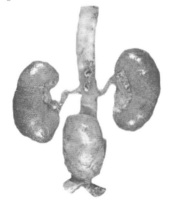
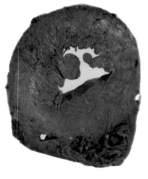
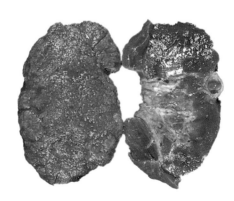

图5-3 动脉瘤　　　　图5-4 高血压心脏病　　　　图5-5 原发性颗粒性固缩肾

6. 内囊出血 标本为成人大脑。可见一侧内囊出血灶，呈暗红色、囊腔状，其内充满坏死脑组织和血凝块。有些出血可破入侧脑室（图5-6）。

7. 风湿性心内膜炎 标本为成人心脏。二尖瓣闭锁缘上可见粟粒大小、灰白色半透明、串珠样单行排列的疣状赘生物。赘生物附着牢固，不易脱落，有些可累及腱索及邻近心内膜（图5-7）。

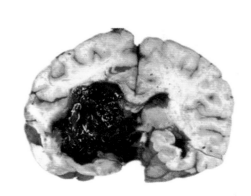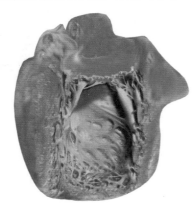

图5-6 内囊出血　　　　　　　　　　　　　图5-7 风湿性心内膜炎

8. 风湿性心脏瓣膜病 标本为成人心脏。二尖瓣增厚、硬化、腱索缩短，相邻瓣叶粘连，使二尖瓣呈鱼口状狭窄。乳头肌明显粘连短缩，常合并关闭不全。

左心房内膜粗糙、增厚，心腔可见扩张，左心室相对缩小（图5-8）。

9. 亚急性感染性心内膜炎 标本为成人心脏。二尖瓣或主动脉瓣可见多个息肉状或菜花状的赘生物，呈灰红色，质脆、干燥、易脱落。瓣膜受累变形，可发生溃疡和穿孔（图5-9）。

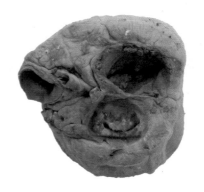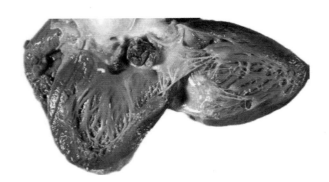

图5-8 风湿性心脏瓣膜病　　　　　　　　　图5-9 亚急性感染性心内膜炎

二、组织切片

1. 动脉粥样硬化 低倍镜下，先找到动脉内膜，观察病变最明显部位。可见斑块表面为一层纤维帽，由大量增生的纤维组织构成，伴有玻璃样变性。纤维帽之下含有大量均匀无结构的红染物质（即崩解坏死物质）、胆固醇结晶（无定向排列的针状空隙）、钙盐沉积。

高倍镜下，在上述病灶周围可见肉芽组织、少量淋巴细胞和泡沫细胞（图5-10）。

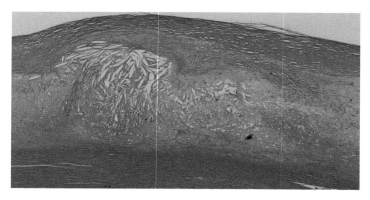

图5-10 主动脉粥样硬化（HE染色，×40）　　　　　　　组织切片：动脉粥样硬化

2. 冠状动脉粥样硬化　冠状动脉内膜不规则增厚，粥样斑块形成，多呈新月形，导致动脉管腔偏位及狭窄。增厚的冠状动脉内膜下可见坏死物质、针状胆固醇结晶空隙及钙盐沉积（黑色箭头），底部和边缘可见肉芽组织和泡沫细胞（图5-11）。

3. 风湿性心内膜炎　瓣膜赘生物由纤维蛋白和血小板构成，并伴有小灶状的纤维素样坏死，底部可见少量肉芽组织增生。其周围可出现少量阿绍夫细胞（图5-12）。

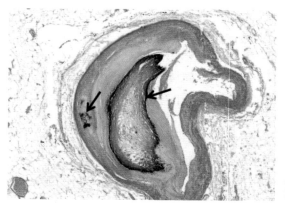

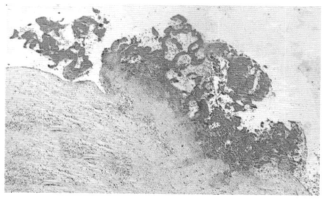

图5-11 冠状动脉粥样硬化（HE染色，×40）　　　图5-12 风湿性心内膜炎（HE染色，×100）

4. 风湿性心肌炎　心肌间质水肿，伴炎细胞浸润，在心肌间质小血管附近可见梭形或不规则的风湿小体。

高倍镜下，风湿小体中央有红染无结构的纤维素样坏死物质，周边有体积大、圆形或多边形，胞质丰富，嗜碱性，核大，圆形或椭圆形，单核或多核，核膜清晰的风湿细胞（箭头）。风湿细胞的染色质集聚在中央，其横切面上呈枭眼状，纵切面上呈毛虫状。病灶周围尚有淋巴细胞、单核细胞或成纤维细胞（图5-13）。

5. 病毒性心肌炎　心肌细胞间质水肿，其间可见淋巴细胞和单核细胞浸润，并将心肌分割成条索状，有的心肌断裂，伴有心肌间质纤维化（图5-14）。

6. 增生性小动脉硬化　小动脉内膜明显增厚，伴有平滑肌增生、胶原纤维增多，使血管壁呈层状洋葱皮样增厚，致管腔狭窄（图5-15）。

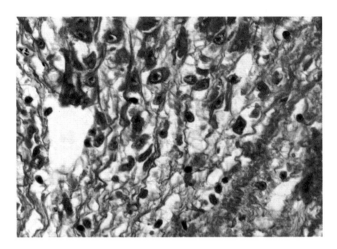

图5-13 风湿性心肌炎（HE染色，×400）

组织切片：风湿性心肌炎

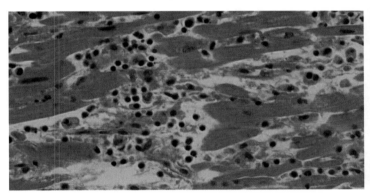

图5-14 病毒性心肌炎（HE染色，×400）

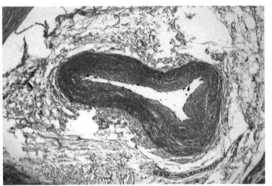

图5-15 增生性小动脉硬化（HE染色，×40）

思考题

（1）动脉粥样硬化的病理变化是什么？其继发性改变有哪些？

（2）什么是冠心病？它可以引起哪些严重后果？如何预防冠心病？

（3）高血压可引起心、脑、肾哪些病理改变，又会引起哪些严重后果？

（4）试述动脉粥样硬化与原发性高血压的关系及它们的病变特点有何不同。

临床思维训练

王某，女，45岁。患者幼年常患"扁桃体炎"。30年前曾出现过双膝关节肿痛伴发热，服药后好转。但以后遇冷时常发作，且关节呈游走性疼痛。8年前开始出现疲倦、乏力、心悸和劳累后呼吸困难，休息后好转。半个月前开始咳粉红色泡沫痰，呈端坐呼吸，伴双下肢水肿、肝脾大、腹水，治疗无效死亡。

讨论：

（1）根据以上病例摘要，其诊断最可能是什么？

（2）试述该病的特征性病理变化。

（3）试述二尖瓣狭窄早期的心脏改变。

实验作业

绘图：风湿性心肌炎（10×40）。

实验六　呼吸系统疾病

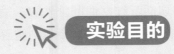 **实验目的**

1. 知识目标

（1）辨认大叶性肺炎、小叶性肺炎、慢性支气管炎、肺气肿、肺癌的基本病变特点并分析其临床病理联系。

（2）阐述支气管扩张症的基本病理变化。

（3）归纳总结硅肺的基本病理变化及并发症。

2. 能力目标

（1）具有对肺炎、肺癌的发生、发展进行综合分析的能力。

（2）结合病因，总结肺癌和慢性阻塞性肺疾病的预防措施。

3. 素质目标

（1）结合新型冠状病毒感染防治时医者逆行的壮举，向一线医务工作者致敬和学习，并激发学生的爱国情怀和医者的职业神圣感。

（2）养成良好的个人生活习惯，增强疾病预防意识，树立其作为医务人员宣传疾病、进行健康教育的责任感。

 实验理论

呼吸系统由呼吸道和肺构成，呼吸道包括鼻、咽、喉、气管、支气管和肺，以环状软骨为界将呼吸道分为上、下两部分。下呼吸道自气管开始逐级分支为支气管、小支气管、细支气管至终末细支气管，这几部分共同构成气体出入的传导部分。继终末细支气管之后，又逐级分支为呼吸性细支气管、肺泡管、肺泡囊至肺泡，这几部分共同构成肺的呼吸部分。

肺的传导部分除喉及声带被覆复层鳞状上皮外，其余均被覆假复层或单层纤毛柱状上皮，这些纤毛与管壁杯状细胞及黏液腺分泌的黏液共同构成黏液-纤毛排送系统。随空气进入的较大粉尘颗粒和病原体沉积黏附于气管、支气管表面的黏液层，由纤毛自下而上逆向摆动排送，以咳出清除。进入肺泡腔内的较小粉尘颗粒及病原体由肺泡腔内的巨噬细胞吞噬、降解。肺泡巨噬细胞还能合成分泌多种生物活性物质以增强对病原体的杀灭作用，并能摄入抗原物质将抗原信息递呈给呼吸道的淋巴细胞，激发细胞免疫和体液免疫。当清除、防御功能受损或进入的病原体、有害粉尘数量过多和毒力过强或肺处于高敏状态时，将导致呼吸系统疾病的发生。

1. 大叶性肺炎　大叶性肺炎主要是由肺炎链球菌引起的以肺泡内弥漫性纤维素渗出为主的炎症，病变通常累及肺大叶的全部或大部，多见于青壮年。典型的自然发展过程分为充血水肿期、红色肝样变期、灰色肝样变期和溶解消散期四期。

（1）充血水肿期：肉眼可见病变肺叶肿胀，呈暗红色；镜下见肺泡隔内的毛细血管扩张充血，肺泡腔内有大量粉红色浆液性渗出液，其间混有少量的红细胞、中性粒细胞和巨噬细胞。

（2）红色肝样变期：肉眼可见病变肺叶充血，呈暗红色，质地变实，切面灰红，似肝脏外观；镜下见肺泡隔内毛细血管仍处于扩张充血状态，肺泡腔内充满纤维素及大量红细胞。红细胞被巨噬细胞吞噬，崩解后形成含铁血黄素，随痰液咳出，致使痰液呈铁锈色。

（3）灰色肝样变期：肉眼可见病变肺叶仍肿大，但充血消退，由红色逐渐转为灰白色，质实如肝；镜下见肺泡腔内渗出的纤维素大量增多，纤维素网中有大量中性粒细胞，因肺泡壁毛细血管受压迫，肺泡腔内几乎很少见到红细胞。

（4）溶解消散期：此时机体的防御功能显著增强，病原菌被消灭殆尽。肺泡腔内的中性粒细胞变性坏死，并释放出大量蛋白水解酶将渗出物中的纤维素溶解，最终被淋巴管吸收或经气道咳出。

2. 小叶性肺炎　小叶性肺炎主要由化脓性细菌引起，是以肺小叶为病变单位的急性化脓性炎症。病变常以细支气管为中心，多见于儿童、体弱老年人及久病卧床者。肉眼观病灶灰黄质实，直径多在0.5~1 cm，病灶中央常可见病变细支气管的横断面。严重病例，病灶可互相融合成片，甚至累及整个肺叶，发展为融合性支气管肺炎。镜下，在早期，病变的细支气管黏膜充血、水肿，表面附着黏液性渗出物；随着病情进展，病灶中支气管、细支气管管腔及其周围的肺泡腔内出现较多中性粒细胞及脱落的肺泡上皮细胞。病灶周围肺组织充血，可见代偿性肺气肿。

3. 慢性支气管炎　慢性支气管炎主要病变为：①呼吸道黏液-纤毛排送系统受损。纤毛柱状上皮变性、坏死、脱落，再生的上皮杯状细胞增多，并发生鳞状上皮化生。②黏膜下腺体增生肥大，浆液性上皮发生黏液腺化生。③管壁充血水肿，淋巴细胞、浆细胞浸润。④管壁平滑肌断裂、萎缩，软骨可变性、萎缩或骨化。

4. 支气管扩张症　肉眼观病变支气管呈圆柱状或囊状扩张，扩张的支气管、细支气管可呈阶段性扩张，扩张的支气管数目不等，肺切面可呈蜂窝状。扩张的支气管腔内常含有黏液脓性渗出物。周围肺组织常有不同程度的萎陷、纤维化或肺气肿；镜下可见支气管壁明显增厚，黏膜上皮增生伴鳞状上皮化生。管壁腺体、平滑肌、弹力纤维、软骨损伤、萎缩或消失，代之以肉芽组织或纤维组织。

5. 慢性阻塞性肺气肿　肺气肿是末梢肺组织因含气量过多伴肺泡隔破坏、肺组织弹性减弱，导致肺体积膨大、通气功能降低的一种疾病状态。病变发生在肺泡内的称肺泡性肺气肿，因其常合并有小气道的阻塞性通气障碍，故也称为阻塞性肺气肿，根据发生部位和范围，又将其分为3类：①腺泡中央型肺气肿。呼吸性细支气管呈囊状扩张，而肺泡管和肺泡囊扩张不明显。②腺泡周围型肺气肿。呼吸性细支气管基本正常，而肺泡管和肺泡囊扩张。③全腺泡型肺气肿。呼吸性细支气管、肺泡管、肺泡囊和肺泡均扩张。

6. 硅肺 硅肺基本病变是硅结节的形成和肺组织的弥漫性纤维化。硅结节为直径3~5 mm、境界清楚、灰白色圆形或椭圆形结节，早期为细胞性结节，后期形成纤维化结节，镜下主要由玻璃样变性的胶原纤维呈旋涡状排列构成。

7. 肺癌 ①大体类型：根据肿瘤的位置，肺癌分为中央型（靠近肺门）、周围型（靠近胸膜）和弥漫型（散在分布）。②组织学类型：肺癌分为鳞状细胞癌（最多见）、腺癌、腺鳞癌、小细胞癌、大细胞癌、肉瘤样癌、类癌等。

课程思政

远离香烟，远离肺癌

全世界大部分国家90%的肺癌是吸烟引起的，长期吸烟者的肺癌发病率比不吸烟者高10~20倍，开始吸烟的年龄越早，肺癌发生率和死亡率越高。令人忧虑的是目前我国约有3.5亿"烟民"，青少年吸烟有增加的趋势，只要烟草生产销售是合法的，就会有人吸烟，无毒香烟是不存在的。香烟点燃后产生的烟雾中含有几十种有害物质，包括一氧化碳、尼古丁等生物碱。该物质还具有多种生物学作用，被吸入人体后，对呼吸道、心血管、胃肠、神经系统和肝、肾等器官都有不同程度的损害。烟草中的致癌物如3，4-苯并芘、烟焦油等的致癌作用是公认的。各种大气污染对肺癌虽有一定影响，但其效应低于吸烟。

值得注意的是吸烟者在戒烟后会发生有益变化，戒烟5年内比一般吸烟者（每天1包）肺癌死亡率下降或接近于不吸烟者。食管癌发病率降到吸烟者食管癌发病率的一半。10年内，癌前病变细胞被健康的细胞代替。戒烟10年以上者肺癌发生率大致降到和不吸烟者相同。

实验内容

一、大体标本

1. 大叶性肺炎 成人一侧肺脏标本。切面病变区域累及一个肺大叶，呈暗红色，质实如肝（红色肝样变期）（图6-1A）。

成人一侧肺脏标本。切面病变区域失去海绵状结构，质地变实，颜色灰白、干燥，且略呈颗粒状（灰色肝样变期）（图6-1B）。

2. 小叶性肺炎 成人一侧肺标本。标本肺叶切面可见散在灰白、灰黄色实变区，直径1 cm左右，微隆起于切面，数个小实变区可融合在一起。病变区中央多含有细小支气管，管腔中常有脓性分泌物（图6-2）。

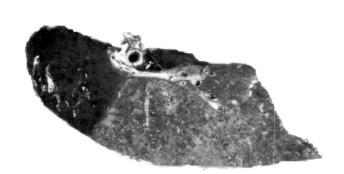

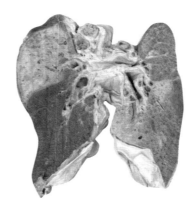

A. 红色肝样变期   B. 灰色肝样变期

图6-1 大叶性肺炎   大体标本：大叶性肺炎

3. 支气管扩张症 成人肺标本。切面可见支气管及细支气管管壁增厚，管腔显著扩张，扩张的支气管有的已延伸至胸膜下，呈圆柱状或囊状。周围肺组织有实变或纤维化（图6-3）。

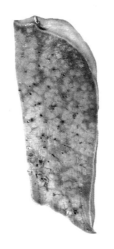

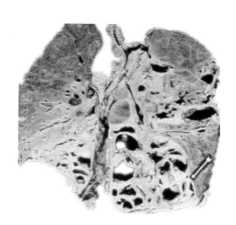

图6-2 小叶性肺炎   图6-3 支气管扩张症

4. 慢性肺源性心脏病 成人心脏标本。标本可见右心室壁显著增厚，心室腔扩张，右心室内乳头肌和肉柱显著增粗，通常将肺动脉瓣下2 cm处右心室前壁肌层厚度超过5 mm（正常为3~4 mm）作为诊断慢性肺源性心脏病的病理形态标准（图6-4）。

5. 硅肺 成人肺标本。可见肺体积缩小，重量、硬度明显增加，硅结节呈圆形或椭圆形，弥漫分布，境界清楚。相邻硅结节可相互融合形成较大结节，其中央因缺血、缺氧发生坏死和液化，形成硅肺性空洞，肺门淋巴结内也可有硅结节形成，致淋巴结肿大、变硬（图6-5）。

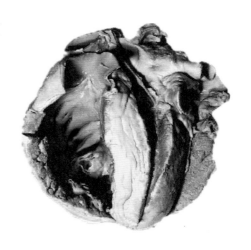

图6-4 慢性肺源性心脏病

6. **中央型肺癌** 成人肺标本。切面可见肺门处及其周围有灰白色、不规则形的癌结节。癌肿破坏支气管壁向周围肺组织浸润、扩展，形成巨大肿块（图6-6）。

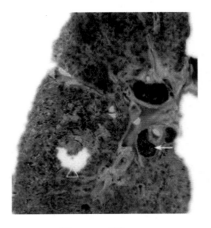

图6-5 硅肺

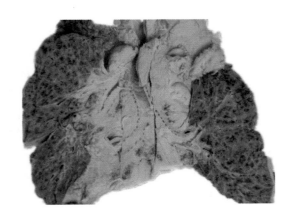

图6-6 中央型肺癌

7. **周围型肺癌** 成人肺标本。癌肿靠近胸膜的周边部，多为孤立的结节状或球形癌结节，切面灰白，界线相对清楚（图6-7）。

8. **弥漫型肺癌** 成人肺标本。该型癌组织沿肺泡管及肺泡弥漫浸润性生长，形成粟粒大小的结节布满大叶的一部分或全肺叶，或散布于多个肺叶（图6-8）。

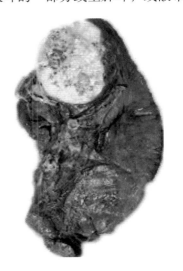

图6-7 周围型肺癌　　　　大体标本：周围型肺癌

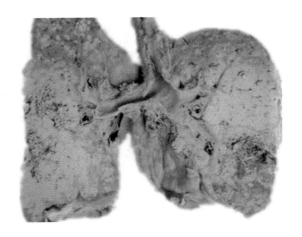

图6-8 弥漫型肺癌

二、组织切片

1. 大叶性肺炎

（1）充血水肿期：低倍镜下可见肺泡隔明显增宽，肺泡腔内不再是透亮的空气，而是被粉红色物质取代。高倍镜下见肺泡隔毛细血管弥漫性扩张充血。肺泡腔内充满大量粉红色浆液性渗出物，其中有少量红细胞、中性粒细胞和巨噬细胞（图6-9）。

（2）红色肝样变期：低倍镜下见肺泡隔显著增宽，肺泡腔内被丝网状物质填充。高倍镜下可见肺泡壁毛细血管明显扩张充血，肺泡腔内充满纤维素及红细胞，而中性粒细胞相对较少。纤维素交织成网，并借肺泡孔与邻近肺泡内的纤维素相连（图6-10）。

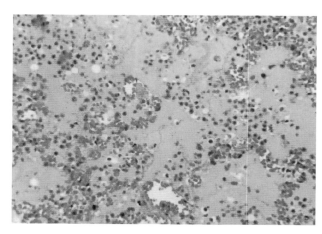

图6-9 大叶性肺炎充血水肿期（HE染色，×100）　　图6-10 大叶性肺炎红色
肝样变期（HE染色，×100）

（3）灰色肝样变期：低倍镜下可见肺泡隔相较于红色肝样变期明显变窄，肺泡内丝网状物质达到高峰，肺泡腔变实。高倍镜下可见肺泡内渗出的纤维素明显增多，达到高峰，肺泡壁毛细血管受压闭合，呈贫血状态，肺泡腔内有大量中性粒细胞，很少见到红细胞（图6-11）。

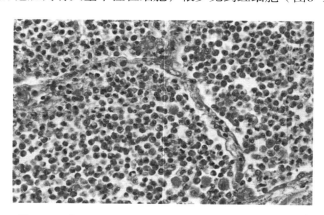

图6-11 大叶性肺炎灰色肝样变期（HE染色，×400）　　组织切片：大叶性肺炎（灰色肝样变期）

（4）溶解消散期：低倍镜下可见病变肺组织内肺泡隔恢复到正常状态，肺泡腔内实变消失，逐渐恢复透亮状态。高倍镜下见肺泡腔内中性粒细胞大部分变性、坏死崩解，渗出的纤维素开始逐渐溶解、消失。肺泡壁毛细血管重新开放（图6-12）。

2. 小叶性肺炎　低倍镜下可见灶状实变的肺组织，中央为病变的细支气管（箭头），管腔内充满炎性渗出物，周围肺泡可见过度扩张（代偿性肺气肿）（图6-13）。

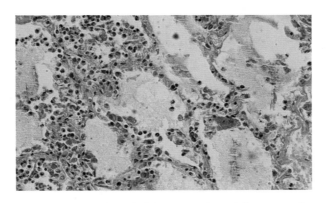

图6-12 大叶性肺炎溶解消散期（HE染色，×100）

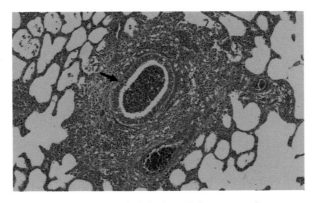

图6-13 小叶性肺炎（HE染色，×100）

组织切片：小叶性肺炎

高倍镜下见细支气管黏膜上皮已被破坏，细支气管及周围肺泡腔内见炎性渗出物，其主要是大量中性粒细胞、少量的红细胞和脱落的肺泡上皮细胞。

3. 慢性支气管炎 低倍镜下见支气管黏膜上皮受损，黏膜下腺体增生肥大。

高倍镜下可见支气管纤毛柱状上皮变性、坏死脱落，再生的上皮杯状细胞增多，并发生鳞状上皮化生，黏膜下腺体可见浆液性腺体发生黏液腺化生，导致分泌的黏液增多。管壁充血水肿，淋巴细胞、浆细胞浸润。管壁平滑肌断裂、萎缩，软骨可变性、萎缩或骨化（图6-14）。

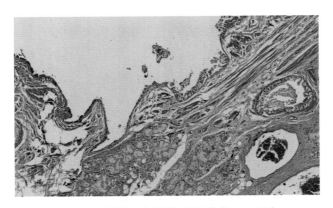

图6-14 慢性支气管炎（HE染色，×40）

4. **肺气肿** 低倍镜下可见肺泡显著扩张，肺泡隔变窄并断裂（箭头），相邻肺泡融合成较大的囊腔（图6-15）。高倍镜下可见肺泡隔毛细血管床数量减少，间质内肺小动脉内膜纤维性增厚。小支气管和细支气管可见慢性炎症改变。

5. **硅肺** 低倍镜下可见肺组织内有境界清楚的粉红色圆形或椭圆形结节状病灶，病变周围肺组织发生弥漫性纤维化。

高倍镜下可见结节内由玻璃样变性的胶原纤维呈同心圆状或旋涡状排列构成，缺乏细胞成分。周围肺组织可见大量致密的玻璃样变性的胶原纤维（图6-16）。

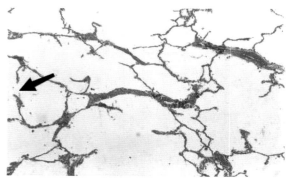

图6-15 肺气肿（HE染色，×40）

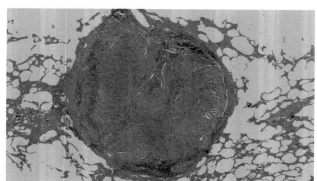

图6-16 硅肺（HE染色，×40）

思考题

（1）大叶性肺炎的病变分为几期？各期的基本病理变化是什么？

（2）大叶性肺炎可有哪些临床表现？其病理学基础是什么？

（3）简述小叶性肺炎的病因、病变特点及并发症。

（4）大叶性肺炎与小叶性肺炎的区别是什么？

（5）简述慢性支气管炎引起肺气肿的机制。

（6）支气管扩张症的发生原因及机理是什么？

（7）简述慢性肺源性心脏病的原因，描述原发部位及心脏的病理变化。

临床思维训练

患者，男，58岁。以"咳嗽、咳痰半年，发热伴痰中带血10天"入院。半年前无诱因出现咳嗽、咳痰，未行相应治疗。10天前出现发热，伴咳痰，痰中带血，体温波动在38 ℃左右，为进一步诊治，收入院。发病以来，精神、饮食、睡眠较差，大、小便正常。1个月来体重减轻5 kg。既往体健，否认传染病接触史。吸烟20余年，约20支/日，饮酒20年，每日饮白酒约100 g。

查体：体温 37.8 ℃，脉搏 82次/min，呼吸 20次/min，血压 136/84 mmHg。体形偏瘦，胸廓外形正常，右下肺叩诊呈浊音，余肺叩诊呈清音，听诊右下肺呼吸音减低，未闻及干、湿啰音及胸膜摩擦音。叩诊心界不大，心率 82 次/min，律齐，各瓣膜听诊区未闻及杂音。腹平软，肝脾肋下未触及。

实验室检查：血常规示血红蛋白123 g/L，红细胞4.0×10^{12}/L，白细胞10.5×10^9/L，中性粒细胞百分比86%，血小板280×10^9/L。

胸部X线片：右肺门见团块影，直径约3.5 cm，边界欠规则，下缘出现倒"S"征。

病理检查：低倍镜下可见肿瘤细胞排列成巢状。高倍镜观察：癌细胞呈多形性，胞浆丰富，有角化倾向，核畸形，染色深，可见细胞间桥，部分呈鳞状上皮样排列。

讨论：

（1）根据以上病例摘要，其诊断可能是什么？

（2）试述该疾病的大体和镜下的病理变化。

实验作业

绘图：大叶性肺炎灰色肝样变期（10×40）。

实验七 消化系统疾病

 实验目的

1. 知识目标

（1）归纳消化系统常见疾病的大体及组织学病变特征，运用病理知识解释其临床表现。

（2）描述肝硬化临床病理过程的发生、发展。

2. 能力目标

（1）对消化系统各种常见肿瘤进行诊断和鉴别诊断。

（2）分析消化系统常见非肿瘤性疾病的临床和病理联系。

3. 素质目标

（1）逐步锻炼学生的自学能力，增强其学习信心，使其心怀敬畏地履行维护医德的义务。

（2）培养学生科学严谨的工作作风及良好的医德医风，锻炼医患沟通能力。

 实验理论

消化系统包括消化管和消化腺。消化管是指从口腔到肛门的管道，可分为口腔、咽、食管、胃、小肠（十二指肠、空肠和回肠）和大肠（盲肠、阑尾、结肠、直肠和肛管）。消化腺包括唾液腺，以及肝、胰及消化管的黏膜腺体等。主要发挥消化、吸收、排泄、解毒，以及内分泌等功能。消化系统疾病临床发病率高，本实验主要介绍一些常见的消化系统疾病。

1. **消化性溃疡** ①好发部位：胃溃疡多发生于胃小弯侧，多见于胃窦部；十二指肠溃疡多位于十二指肠球部的前壁或后壁。②大体特点：溃疡外形呈圆形或椭圆形，直径多在2 cm以内。溃疡边缘整齐，底部平坦、洁净，可深达肌层甚至浆膜层。③组织学特点：溃疡底部由内向外依次为炎性渗出层、坏死组织层、肉芽组织层及陈旧瘢痕层。④并发症：上消化道出血、消化道穿孔、幽门狭窄和癌变。

2. **病毒性肝炎** ①基本病变：肝细胞变性和坏死，以肝细胞胞质疏松化和气球样变性为主，嗜酸性变较少；肝细胞可见坏死（溶解性坏死）和凋亡（嗜酸性小体或凋亡小体）；炎细胞浸润主要以淋巴细胞和单核细胞为主，可见肝细胞再生，库普弗细胞增生，间叶细胞和成纤维细胞增生。②临床分型及其特点：急性（普通型）肝炎，以肝细胞广泛变性为主，坏死较轻微（可见点状坏死和嗜酸性小体）；

急性重型肝炎，可见大块肝细胞溶解坏死，无肝细胞再生；亚急性重型肝炎，既有亚大块肝细胞溶解坏死，又见肝细胞结节状再生。

3. 肝硬化　肝硬化是由多种原因引起的肝细胞变性、坏死，纤维组织增生和肝细胞结节状再生，三者交替反复进行，使正常肝小叶结构和血液循环逐渐被破坏和改建，肝体积变小，质地变硬。①小结节性肝硬化典型病变特点：大体可见肝体积缩小、质硬、重量轻、结节小而均匀（直径一般小于3 mm），纤维间隔较纤细。组织学见假小叶形成，肝小叶结构被破坏，间质纤维组织增生，小胆管增生，肝细胞结节状再生。②与其他类型肝硬化的鉴别点：大结节性肝硬化（坏死后性肝硬化），肝脏变形明显，结节较大，且大小不一，假小叶形态各异，纤维间隔宽窄不一。③临床病理联系：门静脉脉高压症表现为慢性淤血性脾大、腹水、侧支循环形成及胃肠淤血、水肿。肝功能障碍表现为蛋白质合成障碍（白蛋白减低、球蛋白增高）、激素灭活障碍、出血倾向、黄疸及肝性脑病。④并发症：上消化道出血、感染、肝昏迷及肝细胞性肝癌。

4. 食管癌　食管癌好发于食管的三个生理狭窄处，以中段最多见。食管癌有多种分型：①大体可分为髓质型、蕈伞型、溃疡型及缩窄型。②组织学分为鳞状细胞癌和腺癌。

5. 胃癌　胃癌好发于胃窦部小弯侧。①大体类型：息肉型或蕈伞型、溃疡型和浸润型。②组织学类型：主要为腺癌，常见类型有管状腺癌与黏液癌。③良、恶性溃疡鉴别：恶性溃疡大，边缘不整齐，形似火山口状，底部污浊不平，坏死、出血显著，溃疡周围黏膜中断，结节状肥厚；良性溃疡小，边缘齐，似刀割状，底部清洁，黏膜皱襞向溃疡集中。④判断早、晚期胃癌不是看癌的范围，而是看癌的浸润深度。

 课程思政

埋藏在肠胃中的诺贝尔奖

1979年，病理医生罗宾·沃伦在慢性胃炎患者的胃窦黏膜组织切片中，观察到一种弯曲状细菌，并且发现这种细菌周围的胃黏膜总是有炎症存在，沃伦意识到，这种细菌可能和慢性胃炎等疾病密切相关。

1981年，沃伦和消化科医生巴里·马歇尔合作，他们对100例接受胃镜检查及活检的胃病患者进行观察研究，证明这种细菌的存在确实与胃炎相关。经过多次失败后，1982年4月，马歇尔终于从胃黏膜活检样本中成功培养并分离出了这种细菌。为了进一步证实这种细菌是引起胃炎的罪魁祸首，马歇尔喝下了含有这种细菌的培养液，结果大病一场。基于这些结果，巴里·马歇尔和罗宾·沃伦提出这种细菌即幽门螺杆菌涉及胃炎和消化性溃疡的病因学。

2005年，瑞典卡罗林斯卡学院将诺贝尔生理学或医学奖授予巴里·马歇尔和他的长期合作伙伴罗宾·沃伦，以表彰他们"发现了幽门螺杆菌以及它们在胃炎和胃溃疡中的作用"。

作为医学生，要学习病理医生罗宾·沃伦、消化科医生巴里·马歇尔的科研精神，树立坚强的意志和信念、严谨的学术态度，学习他们奋不顾身、大胆创新的精神。

实验内容

一、大体标本

1. 慢性胃溃疡 标本为胃，见胃小弯处有一椭圆形溃疡，直径在2 cm以内。溃疡边缘整齐，状如刀切，底部平坦、洁净。溃疡较深，深达肌层。溃疡周围胃黏膜皱襞以溃疡为中心呈放射状排列（图7-1）。

2. 小结节性肝硬化 标本为肝脏，肝硬化晚期肝脏体积明显缩小，重量减轻，质地变硬。表面布满弥漫全肝的小结节。在其切面上见许多圆形或椭圆形岛屿状结节，结节与表面颗粒相对应，大小相仿，弥漫于全肝，结节周围绕以灰白色纤维间隔（图7-2）。

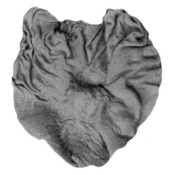

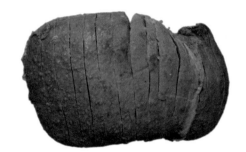

图7-1 慢性胃溃疡　　　大体标本：慢性胃溃疡　　　图7-2 小结节性肝硬化

3. 大结节性肝硬化 标本为肝脏，肝脏体积缩小，质地变硬。肝脏表面及切面遍布大小不等的结节，结节呈黄褐色，最大者直径可达6 cm。结节由较宽的灰白色纤维间隔包绕（图7-3）。

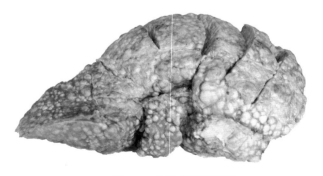

图7-3 大结节性肝硬化　　　大体标本：大结节性肝硬化

4. 食管癌 标本为食管，食管癌根据肉眼形态特点可分为髓质型、蕈伞型、溃疡型及缩窄型四型。图7-4为溃疡型食管癌。肉眼可见黏膜面有一沿食管长轴生长的不规则、红色的巨大溃疡型肿物。溃疡边缘隆起形似火山口样，底部凹凸不平，坏死组织已脱落，癌组织浸润深肌层。

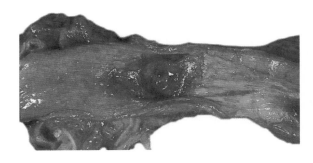

图7-4 食管癌（溃疡型）　　　　　　　　　大体标本：食管癌（溃疡型）

5. 溃疡型胃癌　胃癌切除标本，可见巨大溃疡型肿物，直径大于2 cm。溃疡边缘隆起如火山口状，溃疡底部凹凸不平，中央区癌组织可见出血及坏死，与周围组织界线不清。溃疡周围黏膜皱襞破坏、中断（图7-5）。

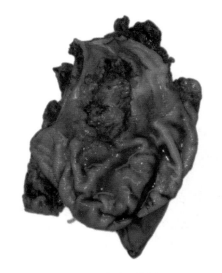

图7-5　溃疡型胃癌　　　　　　　　　大体标本：溃疡型胃癌

 科学前沿

幽门螺杆菌感染性胃炎向胃癌的多步骤进展

幽门螺杆菌（Hp）感染性胃炎的慢性过程对于日后进展为胃癌具有决定性意义。一般认为，在儿童期即可发生Hp感染，之后将伴随终生，除非感染者进行Hp根治。在Hp感染后数十年可发展为胃癌，其间伴随有特异性的组织学改变和胃黏膜的损伤。

胃部Hp感染活化了胃黏膜层的体液免疫和细胞免疫反应，其中包括树突状细胞、巨噬细胞、肥大细胞、T淋巴细胞、B淋巴细胞的聚集和扩增及中性粒细胞的参与。尽管引发了持续的炎症反应，Hp却能逃脱宿主的免疫攻击而继续存留于胃黏膜引起慢性胃炎。

组织学上，Hp感染性慢性胃炎进展为胃癌的特征是黏膜层渐进式改变，历经了慢性胃炎、因胃腺体逐渐损伤而导致胃黏膜萎缩、正常腺体的肠化生、不典型增生和胃癌的形成等过程。

　　已有的动物模型结果显示，慢性胃炎患者骨髓源性干细胞与Hp相关性肿瘤的进展有潜在的相关性。目前的假设认为，Hp相关性炎症和腺体的萎缩引起了胃黏膜微环境的异常，从而有利于骨髓源性干细胞向炎性胃黏膜上皮迁移。研究者推测，迁移的骨髓源性干细胞并未遵循正常分化的途径，而是失控性复制，逐渐失去分化潜能并进展为肿瘤。

　　6. 原发性肝癌　标本为成人肝脏。肝脏体积明显增大、变形，局部隆起。切面可见巨大肿物，形状不规则，边界不清，部分癌组织已坏死，如黑色区域便为出血坏死区。瘤体周围常散在大小不一的卫星状结节。切面其他部位肝组织可见肝硬化的岛屿状结节（图7-6）。

　　7. 结肠癌　标本为手术切除的一段肠管。部分肠壁变厚，浆膜呈不规则结节状。黏膜面见癌组织侵犯结肠壁全周。黏膜被破坏，癌组织中央坏死脱落形成溃疡。溃疡巨大，边缘隆起如火山口状，底部凹凸不平，癌肿侵及肠壁全层（图7-7）。

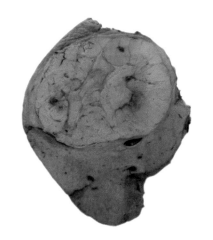

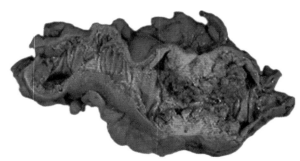

图7-6　原发性肝癌　　　　　图7-7　结肠癌　　　　　大体标本：结肠癌

二、组织切片

　　1. 慢性胃溃疡　低倍镜下，见溃疡底深达肌层，胃壁黏膜层、黏膜下层和肌层连续性中断。溃疡底部由内向外大致可分为四层：炎性渗出层、坏死组织层、肉芽组织层、瘢痕层。炎性渗出层见少许红染纤维素细丝交织成网状，其间网以白细胞；坏死组织层在HE染色切片上为紫蓝色淡染区，结构模糊；肉芽组织层由毛细血管和成纤维细胞构成；瘢痕层由纤维结缔组织构成（图7-8）。

　　2. 急性普通型肝炎　肝小叶结构存在，肝细胞大小不等，肝索紊乱。肝细胞体积增大，胞质疏松，呈透明气球样变性。部分肝细胞呈嗜酸性变。少数肝小叶内，可见肝细胞呈点状坏死，坏死灶周围有炎细胞浸润。汇管区及肝小叶内均可见淋巴细胞、单核细胞及中性粒细胞浸润（图7-9）。

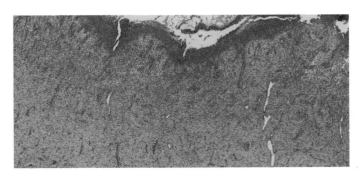

图7-8　慢性胃溃疡（HE染色，×40）

组织切片：慢性胃溃疡

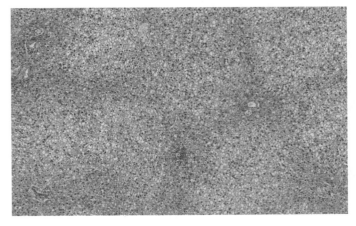

图7-9　急性普通型肝炎（HE染色，×100）

组织切片：急性普通型肝炎

3. **小结节性肝硬化**　低倍镜下见肝脏肝小叶正常结构被破坏，出现大小不等的假小叶。假小叶特点为假小叶内中央静脉缺如、偏位或有两个以上中央静脉；假小叶内肝细胞排列紊乱；假小叶内肝细胞可见不同程度的变性及再生肝细胞。在假小叶周围的纤维组织条索中可见汇管区、小胆管增生（箭头），内有少量淋巴细胞和单核细胞浸润（图7-10）。

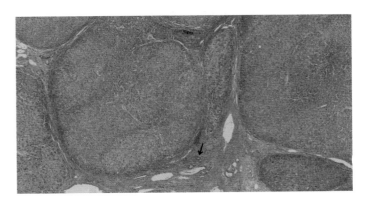

图7-10　小结节性肝硬化（HE染色，×40）

组织切片：小结节性肝硬化

4. 原发性肝癌　低倍镜见肝脏内出现大小不等、形状不规则的癌细胞团块（右侧），癌细胞（箭头）排列不规则，有的呈条索状，有的呈团块状，常连接成网状，癌细胞索间可见血窦。

高倍镜下见癌细胞呈多角形或不规则形，大小不一，胞质嗜碱性，核大、深染，可见核分裂。有的癌组织大片坏死（图7-11）。

5. 胃高分化腺癌　胃黏膜被破坏，可见大小不一、排列不规则的癌巢，癌细胞大多呈柱状，排列成大小不规则的腺管状结构（箭头），有的癌细胞排列成多层，细胞异型性大，可见核分裂象。癌巢周围纤维结缔组织增生及炎细胞浸润（图7-12）。

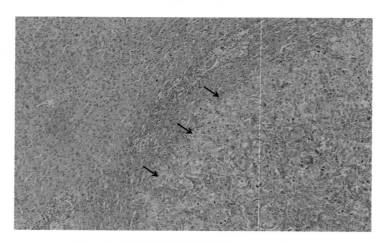

图7-11　原发性肝癌（HE染色，×100）

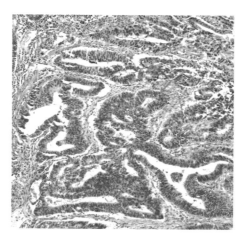

图7-12　胃高分化腺癌（HE染色，×200）

思考题

（1）简述胃溃疡的病理变化和常见并发症。

（2）简述病毒性肝炎溶解性坏死的形态学特点。

（3）详细描述小结节性肝硬化的镜下特点。

临床思维训练

患者，男，56岁。1年前自觉胸骨后有烧灼感及刺痛，未在意。半年前出现进食有阻挡感，2个月前饮水也出现阻挡感，伴体重下降，遂到医院就诊。上消化道钡餐透视显示食管中段有龛影，内镜检查发现在食管中段有溃疡型肿物，面积约6 cm×3 cm。活检病理诊断为食管高分化鳞癌。

讨论：

（1）恶性肿瘤对机体的常见影响有哪些？

（2）结合食管正常结构和功能，试分析食管癌对机体有何影响。

实验作业

绘图：小结节性肝硬化（10×10）。

实验八 泌尿系统疾病

 实验目的

1. 知识目标

（1）归纳急性肾小球肾炎、新月体性肾小球肾炎和慢性肾小球肾炎的大体与组织学病变特征，急、慢性肾盂肾炎的大体与组织学病变特征。

（2）描述肾小球肾炎与肾盂肾炎大体和组织学病变特征的区别，肾癌和膀胱癌的形态特征。

（3）对尿路上皮肿瘤进行分类。

2. 能力目标　运用泌尿系统疾病的理论知识和病变特点，解释相关疾病的临床表现和发病机制。

3. 素质目标

（1）培养学生严谨的、实事求是的科学作风。

（2）培养学生养成良好的学习习惯，以及终身学习的观念。

（3）培养学生独立思考、综合分析和解决问题的能力。

 实验理论

泌尿系统疾病包括肾脏和尿路相关的疾病。常见的病变类型包括炎症、肿瘤、尿路梗阻等。肾脏作为泌尿系统最重要的器官，一旦发生病变，对机体影响严重，且肾脏疾病种类较多、机制复杂，是本实验学习的重点内容。本实验主要介绍肾小球肾炎、肾盂肾炎，以及肾和膀胱常见肿瘤。

1. **肾小球肾炎**　肾小球肾炎是以肾小球损伤和改变为主的一组疾病。临床上常见的肾小球疾病有急性弥漫性增生性肾小球肾炎、新月体性肾小球肾炎、与肾病综合征相关的肾小球肾炎和慢性肾小球肾炎四种。

（1）急性弥漫性增生性肾小球肾炎：大体病变特征为"大红肾"或"蚤咬肾"；组织学特征是双侧肾脏肾小球内皮细胞和系膜细胞增生，可见炎症细胞浸润，近曲小管上皮细胞变性。其临床表现为急性肾炎综合征（血尿、蛋白尿、水肿和高血压）。

（2）快速进行性肾小球肾炎：又称新月体性肾小球肾炎，大体病变特征为双侧肾脏体积增大，颜色苍白；组织学特征是肾小球球囊内有新月体形成，早期的新月体主要是由增生的壁层上皮细胞和渗出的单核细胞构成的细胞性新月体，之后转变为纤维-细胞性新月体，最终转变为纤维性新月体。新月体使肾小球球囊狭窄或闭塞，肾小球可发生病变坏死。其临床表现为急进性肾炎综合征（由水肿、血尿和蛋白尿迅速进展为少尿或无尿、氮质血症和尿毒症）。

（3）肾病综合征相关类型肾小球肾炎：包括膜性肾小球病、微小病变性肾小球病、局灶性节段性肾小球硬化、膜增生性肾小球肾炎和IgA肾病等。这些类型的肾小球病变临床表现均为肾病综合征，即大量蛋白尿、低蛋白血症、高度水肿和高脂血症。

课程思政

从医不改天使心，莺歌燕舞翘杏林

  20年奋发进取，仁医治病赢赞誉，潜心科研硕果丰。广西右江民族医学院附属医院肾内科二病区主任尤燕舞，从医以来，尤医生在本职岗位刻苦钻研业务，勇于探索、不断创新，医术精湛，积极参与公共健康知识宣传和普及工作。2014年主持完成的科研成果"RAS系统基因多态性在桂西地区壮族人群肾小球疾病中的临床应用研究"获得广西科技进步奖三等奖等多项奖项，并且积极开展新技术项目，在广西率先开展了双重血浆置换清除抗肾小球基底膜抗体治疗急进性肾小球肾炎、双链DNA抗体吸附治疗活动性狼疮、他克莫司治疗肾病综合征膜性肾病等新技术疗法，取得了显著的疗效。尤燕舞还作为"广西巡回医疗队"专家先后多次到那坡、西林等县医院及所属乡镇卫生院开展医疗服务。她受到患者的广泛好评，多次收到患者的表扬信和锦旗。她带领病区全体医护人员，以高超的医疗水平、优异的服务吸引了不少患者，以使肾病患者看得好病、看得起病为目标，充分发挥学科在桂西地区及桂滇黔三省交界的主力军和龙头引领作用。

（4）慢性肾小球肾炎：大体病变特征为双侧肾脏体积缩小，表面呈弥漫性细颗粒状，切面皮质部分变薄，又称为"继发性颗粒性固缩肾"。组织学特征是大部分肾小球发生玻璃样变性和硬化，其肾小管萎缩或消失，部分病变较轻的肾小球代偿性增大，其肾小管扩张，腔内可见管型。间质小动脉管壁增厚，管腔变小。其临床表现为慢性肾炎综合征（多尿、夜尿、低比重尿、高血压、贫血、氮质血症和尿毒症）。

2. 肾盂肾炎　肾盂肾炎是发生于肾盂、肾间质和肾小管的炎症性疾病，分为急性肾盂肾炎和慢性肾盂肾炎两种。

（1）急性肾盂肾炎：大体病变特征是单侧或双侧肾脏体积增大，切面有散在的小脓肿，肾盂黏膜充血水肿，表面有脓性渗出物，严重时出现积脓。组织学病变特征为肾盂、肾盏、肾间质的灶状化脓性炎。临床表现主要有发热、白细胞增多等感染症状，膀胱刺激症状，伴腰痛、脓尿、菌尿和血尿等。

（2）慢性肾盂肾炎：大体病变特征为单侧或双侧肾脏不对称性缩小变硬，出现不规则瘢痕。组织学特征为肾间质的慢性非特异性炎症，可见肾间质纤维化和局灶性淋巴细胞、浆细胞浸润。早期肾小球很少受累，后期部分肾小球可发生玻璃样变性和纤维化。其临床表现可为急性肾盂肾炎反复发作，可以缓慢起病。

3. 肾癌 肾癌好发于肾脏上下两极，表面有假包膜，切面呈多彩状。组织学类型有：①肾透明细胞癌，最常见，细胞体积较大，呈圆形或多边形，胞质透明或呈颗粒状，间质毛细血管和血窦丰富，早期可发生血行转移。②乳头状肾细胞癌，占肾细胞癌的10%~15%，癌细胞多为立方形或矮柱状，呈乳头状排列，乳头中轴间质内可见砂粒体（同心圆状的钙化小体）和泡沫细胞。③肾嫌色细胞癌，约占肾细胞癌的5%，肿瘤细胞大小不一、胞质淡染或略嗜酸性，核周常见空晕。

4. 尿路上皮肿瘤 尿路上皮肿瘤绝大多数为尿路上皮癌，也可发生鳞状细胞癌、腺癌等，但很少见。好发于膀胱侧壁和膀胱三角区近输尿管开口处，肿瘤可为单个，也可多发，可呈乳头状或扁平状。临床上最常见的症状为无痛性血尿，部分病例可出现膀胱刺激症状、肾盂积水，甚至积脓。

实验内容

一、大体标本

1. 急性肾小球肾炎 标本为肾脏。肾脏体积显著增大，表面光滑，被膜紧张，颜色红，较正常肾脏深（经固定后呈灰褐色），故称为"大红肾"。部分病例肾脏表面可见散在出血点，又称为"蚤咬肾"。

切面可见肾皮质区增宽，肾皮质、肾髓质分界清楚（图8-1）。

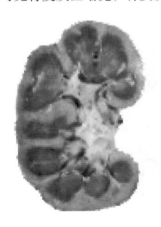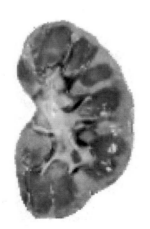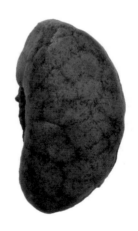

图8-1 急性肾小球肾炎

2. 慢性肾小球肾炎 标本为肾脏。肾脏体积显著缩小，重量减轻，颜色苍白，质地变硬，表面布满大小较均一的细小颗粒，因此称为"继发性颗粒性固缩肾"。

切面可见皮质部分明显变薄，皮质、髓质分界不清（图8-2）。

3. 慢性肾盂肾炎 标本为肾脏。肾脏体积缩小，呈灰白色，质硬，表面可见大小不等的凹陷性瘢痕。

切面可见肾脏皮质、髓质分界不清，肾盂、肾盏变形。肾盂黏膜明显增厚、粗糙，并有大量脓性渗出物覆盖（图8-3）。

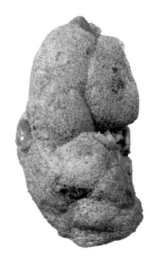

图8-2　慢性肾小球肾炎

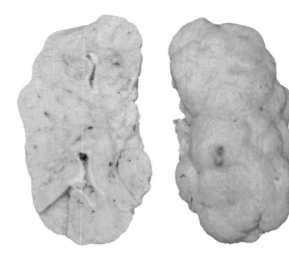

图8-3　慢性肾盂肾炎

4. **肾癌**　标本为肾脏。肿物位于肾脏的上极或下极，呈结节状，切面可见灰白色、灰黄色和棕褐色，呈多彩状外观，与正常肾组织分界不清（图8-4）。

5. **膀胱尿路上皮癌**　标本为膀胱。膀胱内可见明显凸起于膀胱壁的肿物。肿物呈灰白色、乳头状，乳头基底部有蒂与正常组织相连。切面可出现坏死（图8-5）。

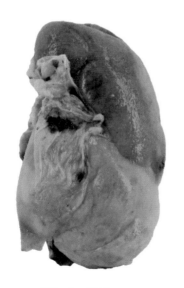

图8-4　肾癌

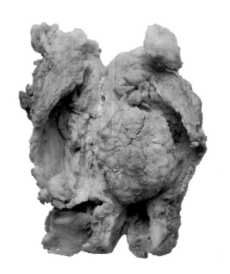

图8-5　膀胱癌

大体标本：膀胱乳头状癌

二、组织切片

1. **急性肾小球肾炎**　低倍镜见大多数肾小球体积增大，肾小管管腔变窄。

高倍镜见肾小球内皮细胞和系膜细胞肿胀、增生（黑色箭头），肾小囊腔变窄（绿色箭头），肾小球内可见多数炎症细胞浸润。肾小管上皮细胞出现水肿，近曲小管上皮细胞内可见大量的细小的粉染颗粒（图8-6）。

2. **新月体性肾小球肾炎**　低倍镜下可见大多数肾小球内有新月体形成（黑色箭头），肾小管上皮细胞水肿，管腔内可见淡粉色物质。

高倍镜下，新月体内有细胞成分，主要由肾球囊的壁层上皮细胞增生和单核细胞渗出构成，此为细胞性新月体。部分新月体内可见大量纤维成分，甚至发生玻璃样变性，即为纤维性新月体（图8-7）。

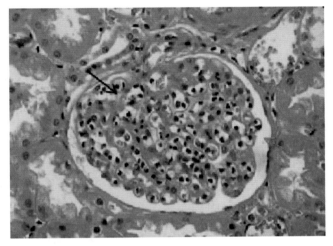

图8-6　急性肾小球肾炎（HE染色，×100）

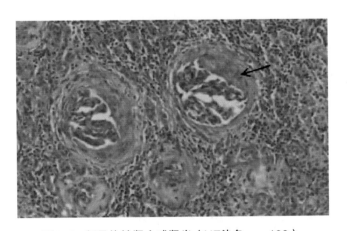

图8-7　新月体性肾小球肾炎（HE染色，×100）

组织切片：新月体性肾小球肾炎

3. **慢性肾小球肾炎**　低倍镜下可见大多数肾小球发生纤维化、玻璃样变性（黑色箭头），可观察到"肾小球集中现象"。肾小球体积变小，发生萎缩，同时周边有少量肾小球代偿性肥大，其所属的肾小管腔内可见均质粉染物质。肾间质纤维化，有炎症细胞浸润。间质小动脉管壁增厚，管腔变窄（图8-8）。

4. **慢性肾盂肾炎**　低倍镜下间质发生纤维化，炎细胞弥漫性浸润。肾小球结构相对完整，肾小管大多萎缩消失，部分肾小管腔内有管型（黑色箭头）（图8-9）。

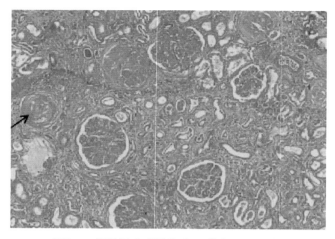

图8-8 慢性肾小球肾炎（HE染色，×40）

组织切片：慢性肾小球肾炎

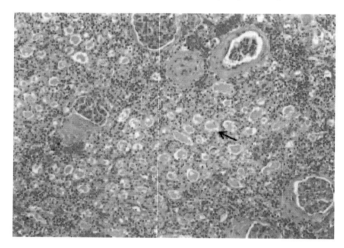

图8-9 慢性肾盂肾炎（HE染色，×40）

5. 肾细胞癌 低倍镜下，癌组织呈条索状或巢状排列，肿瘤间质成分较少，血管丰富，局部可见出血、坏死等。

高倍镜下，肿瘤细胞个体较大，细胞呈卵圆形或多角形，胞浆丰富、透明（箭头）（图8-10）。

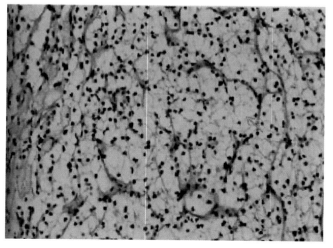

图8-10 肾细胞癌（HE染色，×100）

组织切片：肾透明细胞癌

6. **膀胱乳头状尿路上皮癌**　低倍镜下见肿瘤组织由大量乳头状结构组成，乳头表面被覆上皮与移行上皮类似，细胞层次多，具有一定的异型性（红色箭头），乳头间质有少量纤维结缔组织、丰富的薄壁毛细血管和炎症细胞（图8-11）。

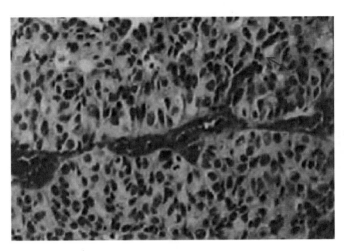

图8-11　膀胱尿路上皮癌（HE染色，×100）

思考题

（1）试用急性肾小球肾炎的基本病理变化解释急性肾炎综合征的发生。

（2）试描述新月体性肾小球肾炎发生过程中新月体的演变。

（3）试用慢性肾小球肾炎的基本病理变化解释其多尿、低比重尿和高血压等临床表现。

（4）鉴别诊断慢性肾小球肾炎和慢性肾盂肾炎。

（5）试述尿路上皮肿瘤的好发部位及分级。

临床思维训练

林某，女，35岁。患者四肢及颜面部进行性水肿并加重3周余，至医院后，肾内科医生接诊，查体：心率82次/min，血压158/92 mmHg。颜面水肿，双下肢中度凹陷性水肿。

实验室检查示尿常规示尿蛋白（++++），尿隐血（++）；24小时尿白蛋白定量5.7 g。

讨论：

（1）该患者可能的诊断是什么？

（2）为了确诊，需要进一步做的检查是什么？

实验作业

绘图：新月体性肾小球肾炎（10×10）。

实验九　生殖系统疾病和乳腺疾病

实验目的

1. 知识目标

（1）简述子宫颈癌及乳腺癌的病变特点、组织学分类及其蔓延和转移途径。

（2）描述葡萄胎、绒毛膜上皮癌的病变特点及其临床病理联系。

（3）归纳常见卵巢肿瘤的形态特点；前列腺增生及前列腺癌的病变特点。

2. 能力目标　具备子宫颈癌、葡萄胎、侵蚀性葡萄胎、绒毛膜癌、乳腺癌等常见疾病临床表现内在原因的综合分析能力，具备评判临床诊治原则的能力。

3. 素质目标

（1）养成严谨、勤奋的学习风气和务实创新的工作作风。

（2）结合职业道德教育，培养学生的健康品格和人文素质。

（3）激发学生的科研兴趣，以及善于发现、勇于创新、不断探索的精神。

实验理论

本实验包括男性、女性生殖系统和乳腺的常见疾病，生殖系统肿瘤和乳腺肿瘤是本实验的学习重点。

1. 子宫颈癌　一般认为，子宫颈癌的发生与早婚、多产、子宫颈裂伤、局部卫生不良、包皮垢刺激等多种因素有关。据流行病学调查，性生活过早和性生活紊乱是子宫颈癌发病的最主要原因。

（1）子宫颈癌大体类型分为四型：①糜烂型。病变处黏膜潮红，呈颗粒状，质脆，触之易出血。②外生菜花型。癌组织主要向子宫颈表面生长，形成乳头状或菜花状突起，表面常有坏死和浅表溃疡形成。③内生浸润型。癌组织主要向子宫颈深部浸润生长，使子宫颈前后唇增厚变硬，子宫颈表面常较光滑，临床检查容易漏诊。④溃疡型。癌组织除向深部浸润外，表面同时有大块组织坏死脱落，形成溃疡，似火山口状。

（2）子宫颈癌组织学类型分为两型：①鳞状细胞癌。居多，依据其进展过程，分为早期浸润癌和浸润癌。②腺癌。少见，依据腺癌组织结构和细胞分化程度亦可分为高分化腺癌、中分化腺癌和低分化腺癌三型。

 知识拓展

子宫颈癌

子宫颈癌是女性常见的恶性肿瘤，发病率仅次于乳腺癌。每年世界上约有50万女性被诊断为子宫颈癌，其中25万多人死亡。子宫颈癌的分子学显示，人乳头瘤病毒（HPV）在子宫颈癌的发生中起着关键性的作用，因为有大于90%的子宫颈癌活体组织检查发现有高风险型HPV的DNA序列，在这些活体组织中的每一个细胞及该肿瘤的转移灶中都含有病毒DNA。

随着子宫颈癌筛查技术和接种HPV疫苗的普及，越来越多的子宫颈癌和癌前病变得以早期发现和及时治疗。

2. 妊娠滋养细胞疾病 妊娠滋养细胞疾病包括葡萄胎、侵蚀性葡萄胎、绒毛膜癌和胎盘部位滋养细胞肿瘤等，其共同特征为滋养细胞异常增生。①葡萄胎：又称水泡状胎块，是胎盘绒毛的一种良性病变。②侵蚀性葡萄胎：介于葡萄胎与绒毛膜癌之间的交界性肿瘤，其与良性葡萄胎的区别是水泡状绒毛侵入子宫肌层，引起子宫肌层出血、坏死等。③绒毛膜癌：简称绒癌，是源自妊娠绒毛滋养上皮的高度侵袭性恶性肿瘤。

3. 卵巢囊腺瘤 卵巢囊腺瘤依据上皮的类型分为浆液性肿瘤和黏液性肿瘤，前者是卵巢最常见的肿瘤，后者则较少见。

4. 乳腺癌 乳腺癌是源自乳腺终末导管小叶单位的上皮性恶性肿瘤，癌肿半数以上发生在乳腺外上象限，其次为乳腺中央区和其他象限。乳腺癌分两大类：①非浸润性癌。又分为导管原位癌和小叶原位癌，二者均来自终末导管小叶单位的上皮细胞，局限于基底膜以内，未向间质或淋巴管、血管浸润。②浸润性癌。又分为浸润性导管癌（最常见，约占乳腺癌的70%）和浸润性小叶癌。

5. 前列腺增生 前列腺增生又称结节状前列腺增生或前列腺肥大，以前列腺上皮和间质增生为特征。

（1）大体特点：呈结节状增大，重者可达300 g。颜色和质地与增生的成分有关，以腺体增生为主的呈淡黄色，质地较软，切面可见大小不一的蜂窝状腔隙，挤压可见乳白色前列腺液流出；以平滑肌增生为主的，色灰白，质地较韧，和周围正常前列腺组织界线不清。

（2）组织学特点：前列腺增生的成分主要由纤维、平滑肌和腺体组成，增生的腺体和腺泡相互聚集或在增生的间质中散在排列，腺体的上皮由两层细胞构成，内层细胞呈柱状，外层细胞呈立方形或扁平形，周围有完整的基膜包绕，腔内常含有淀粉样小体。

实验内容

一、大体标本

1. 子宫颈癌

（1）内生浸润型：呈溃疡状或结节状，癌组织灰白、质硬，向子宫颈管内浸润性生长（图9-1）。

（2）外生菜花型：呈息肉状、乳头状或菜花状，突出于子宫颈表面，呈灰白色，质脆，病变部位有出血、感染、坏死等。

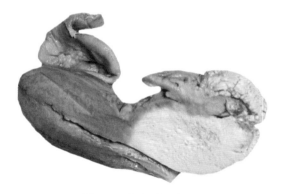

图9-1　内生型子宫颈癌

大体标本：子宫颈癌（内生浸润型）

大体标本：子宫颈癌（外生菜花型）

 课程思政

子宫颈癌疫苗之父 —— 周健

　　2016年7月18日，人乳头瘤病毒疫苗获得我国国家食品药品监督管理总局批准上市，而这种疫苗的研制者之一是周健博士。周健博士和澳大利亚伊恩·弗雷泽教授一起，研制了世界上第一支预防子宫颈癌的疫苗。周健博士和澳大利亚伊恩·弗雷泽教授及其团队的研究成果使全世界千百万妇女得以受益，因为妇女接种子宫颈癌疫苗后，能有效预防HPV感染，降低子宫颈癌的发病率。

　　周健博士与澳大利亚伊恩·弗雷泽教授一同工作，一起解决实验难题。他们尝试过许多方法，希望在体外培养这种病毒，以多次失败而告终。但他们始终没有放弃，并且不断尝试不同的方法，终于在大胆、创新的尝试下，成功在体外合成病毒颗粒，研发出子宫颈癌疫苗。

　　周健博士是我们中国人的骄傲！在今后的职业生涯中，我们同样会碰到各种各样的困难，面对困难和患者的复杂病情，要迎难而上，本着科学求真的态度，善于思考与钻研，并且要有团结协作、共同奋斗的团队精神。

2. 葡萄胎

（1）完全性葡萄胎：子宫腔扩张，腔内充满大小不等的透明囊泡，囊泡直径0.1~2 cm，壁薄，囊泡间有纤细的纤维条索相连，状似葡萄，无胚胎或胎儿（图9-2）。

（2）部分性葡萄胎：子宫腔扩张，腔内可见部分大小不等的透明囊泡，形如葡萄样外观，部分为正常的胎盘组织，可见胎儿或胎膜。

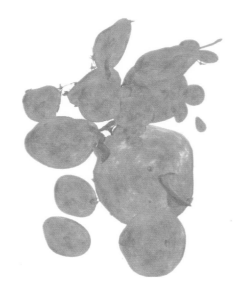

图9-2　葡萄胎　　　　　　　　大体标本：葡萄胎　　　大体标本：侵袭性葡萄胎

3. 绒毛膜上皮癌　子宫体积不规则增大，表面或切面可见暗红色结节。子宫肌壁内可见血肿样团块，突出于子宫腔，质软、脆，有溃烂、坏死（图9-3）。

4. 浸润性导管癌　肿块表面皮肤凹凸不平，似呈"橘皮样"外观，乳头凹陷。癌组织切面界线不清，呈灰白色，质硬，呈颗粒状，癌组织向周围纤维脂肪组织伸展而呈明显星状或蟹足状（图9-4）。

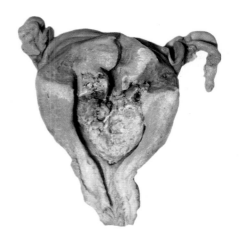 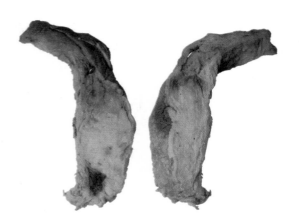

图9-3　绒毛膜上皮癌　　　　　　图9-4　浸润性导管癌　　　　　大体标本：乳腺癌

5. 卵巢囊腺瘤

（1）浆液性囊腺瘤：肿块呈囊性，多为单房，也可为多房，囊表面光滑，壁薄，囊内壁可有或无乳或乳头状突起，囊内含清亮浆液。

（2）黏液性囊腺瘤：肿块呈囊性，常为多房，也可为单房，表面及内壁光滑，壁较薄，一般无乳头或乳头状突起，囊内含白色半透明黏稠液体（图9-5）。

6. 前列腺增生　前列腺体积增大，表面光滑，呈结节状，质韧。切面结节分界清楚，呈蜂窝或海绵状（图9-6）。

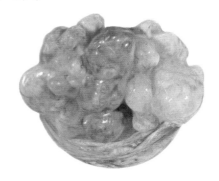

图9-5　卵巢黏液性囊腺瘤

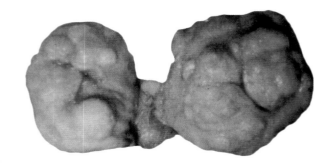

图9-6　前列腺增生

二、组织切片

1. 子宫颈原位癌　部分子宫颈鳞状上皮全层为癌细胞取代，排列紊乱，层次不清，极性消失，但基底膜尚完整，间质无浸润。癌细胞有明显异型性，大小不等，形态不一，核大深染，核大小、形状不一，染色质增粗，核分裂象易见。有的区域可见原位癌累及腺体的现象（箭头）。表层鳞状上皮及腺体基底膜均完整（图9-7）。

2. 子宫颈鳞状细胞癌　低倍镜：癌组织呈浸润性生长，肿瘤实质与间质分界清楚，癌细胞呈团块状、条索状或不规则形态排列形成癌巢，间质内纤维组织增生，少量淋巴细胞、浆细胞浸润。低分化鳞状细胞癌无角化珠形成，细胞间桥少或无。

高倍镜：癌细胞排列紊乱，异型性明显，易见病理性核分裂象。癌巢中央见少数细胞角化（图9-8）。

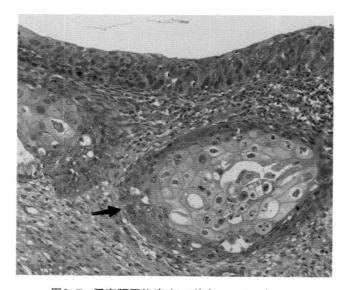

图9-7　子宫颈原位癌（HE染色，×400）

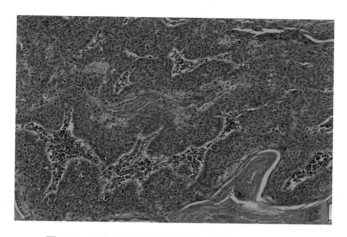

图9-8　子宫颈鳞状细胞癌（HE染色，×100）

3. 乳腺癌　癌组织呈实性条索状、不规则巢片状排列，癌巢之间有较致密的纤维组织间质，间质内有大量淋巴细胞浸润。癌细胞有明显的异型性（细胞的大小、形态、核改变、核分裂象等）。部分癌巢有排列成腺体的倾向，但无明显腺腔形成。部分癌细胞呈多角形，胞浆红染，可见鳞状上皮化生现象。本切片部分区域癌细胞局限于导管内，管壁基底膜完整，呈导管内原位癌改变，单纯癌即由导管内原位癌发展而来（图9-9）。

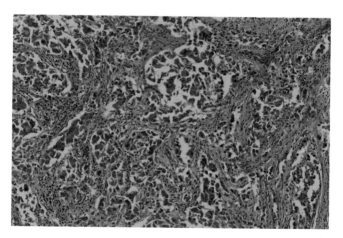

图9-9　乳腺癌（HE染色，×100）

组织切片：乳腺癌

4. 葡萄胎　葡萄胎组织的特点为：①滋养层细胞不同程度增生（红色箭头），部分区域可见成堆的滋养层细胞增生；②绒毛明显增大，间质高度水肿（黑色箭头）；③间质血管消失或仅有少数无功能性毛细血管（图9-10）。

5. 绒毛膜癌　本切片取自子宫肌壁。肌层中见大量成片的癌细胞。癌细胞团块或条索间无血管和间质，亦无绒毛结构。有明显出血和坏死。癌组织由异型的细胞滋养细胞和合体滋养细胞混合排列成团块或条索状。①异型的细胞滋养细胞：胞浆丰富淡染，细胞境界清楚，核呈圆形、空泡状，核膜厚，核仁明显。巨核、怪核和核分裂等易见。②异型的合体滋养细胞：细胞融合成片，形态不规则，胞浆丰富且染色较红，核长呈椭圆形，深染（图9-11）。

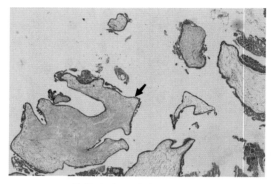

A.葡萄胎（HE染色，×40）

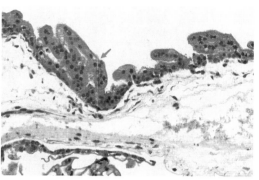

B.葡萄胎（HE染色，×400）

组织切片：葡萄胎

图9-10　葡萄胎

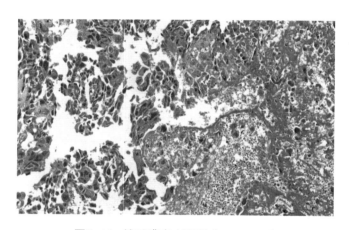

图9-11　绒毛膜癌（HE染色，×100）

思考题

（1）试比较葡萄胎、侵蚀性葡萄胎及绒毛膜上皮癌病变的异同点。

（2）简述绒毛膜癌的病理组织学变化，并说明为什么它容易发生血行转移。

（3）子宫颈癌有哪些病理学类型？如何蔓延和转移？

（4）乳腺癌有哪些大体改变？常见的组织学类型有哪些？

临床思维训练

患者，女，48岁，农民，因发现左乳房肿块2个月就诊。自诉2个月前无意中发现左侧乳房有一小肿块，无疼痛，故未在意。近日发现肿块不断增大，乳房皮肤肿胀，急来就诊。

查体：一般情况可，体温 36.5 ℃，心率75次/min，左侧乳腺肿胀，皮肤出现橘皮样外观，可触到一3 cm×5 cm大小肿块，活动性差，无压痛。左侧腋窝未触及肿大淋巴结。取活检，病理检查为导管内原位癌。

讨论：

（1）患者左侧乳房皮肤出现"橘皮样"改变的原因是什么？

（2）乳腺癌可经过哪些途径转移？

（3）试述乳腺内导管原位癌的镜下病理变化。

实验作业

绘图：葡萄胎（10×10）。

实验十　内分泌系统疾病

实验目的

1. 知识目标
（1）描述弥漫性非毒性甲状腺肿的分期和各期主要的病变特点及临床病理联系。
（2）简述弥漫性毒性甲状腺肿的病变特点及临床病理联系。
（3）归纳甲状腺腺瘤和甲状腺癌的形态特点和其组织学分类。
2. 能力目标　能够主动思考甲状腺肿、甲状腺癌的发生发展过程，分析如何正确防治疾病。
3. 素质目标
（1）在广大群众中发挥在疾病预防方面的健康教育作用。
（2）鼓励学生战胜困难、超越自己，做学习的强者、生命的强者。

实验理论

　　内分泌系统包括内分泌腺、内分泌组织和弥散于各器官、系统和组织内的内分泌细胞。由内分泌腺或散在的内分泌细胞所分泌的高效能的生物活性物质，发挥其调节作用，这种化学物质称为激素。内分泌系统的器官、组织或细胞发生增生、肿瘤、炎症、血液循环障碍，或因遗传及其他病变引起内分泌系统的器官、组织或细胞的激素分泌异常增多或减少，导致功能的亢进或减退，使相应靶器官或组织增生、肥大或萎缩。本实验主要介绍一些常见的甲状腺疾病的病理表现。

　　1. 弥漫性非毒性甲状腺肿　弥漫性非毒性甲状腺肿也称单纯性甲状腺肿，常由于缺碘导致甲状腺激素分泌不足，促甲状腺激素分泌增多，甲状腺滤泡上皮增生，滤泡内胶质堆积而使甲状腺增大。根据其发生、发展过程和病变特点，分为三个时期。

　　（1）增生期：又称弥漫性增生性甲状腺肿。肉眼观甲状腺弥漫性、对称性中度增大，表面光滑；镜下见滤泡上皮增生呈立方或低柱状，伴小滤泡形成，胶质较少，间质充血。

　　（2）胶质贮积期：又称弥漫性胶性甲状腺肿。肉眼观甲状腺弥漫性、对称性显著增大，表面光滑，切面呈淡或棕褐色，半透明胶冻状；镜下见滤泡大小不等，大部分滤泡上皮复旧变扁平，滤泡腔高度扩大，腔内大量胶质贮积。

（3）结节期：又称结节性甲状腺肿。肉眼观甲状腺呈不对称结节状增生，结节大小不等，有的结节境界清楚，常无完整包膜，切面常见出血、坏死、囊性变、钙化和瘢痕形成；镜下见部分滤泡上皮呈柱状或乳头状增生，小滤泡形成，部分上皮复旧或萎缩，胶质贮积，间质纤维组织增生、间隔包绕形成大小不一的结节状病灶。

2. **弥漫性毒性甲状腺肿**　弥漫性毒性甲状腺肿临床上统称为甲状腺功能亢进症，简称甲亢。肉眼观病变甲状腺弥漫性、对称性增大，为正常甲状腺的2~4倍，表面光滑，血管充血，质较软，切面灰红呈分叶状，胶质少，无结节，质实如肌肉样。镜下见滤泡上皮增生呈高柱状，滤泡腔内胶质稀薄，滤泡周边胶质出现许多大小不一的上皮细胞的吸收空泡，间质血管丰富、充血，淋巴组织增生。

3. **甲状腺腺瘤**　甲状腺腺瘤是甲状腺滤泡上皮发生的一种常见的良性肿瘤。肉眼观腺瘤多为单发，圆或类圆形，有完整的包膜，常压迫周围组织，直径一般3~5 cm，切面多为实性，色暗红或棕黄，可并发出血、囊性变、钙化和纤维化。

4. **甲状腺癌**　甲状腺癌是一种常见的恶性肿瘤，其主要的组织学类型可分为四种：①乳头状癌。是原发性甲状腺癌中最常见的类型，占甲状腺癌的60%，肉眼观肿瘤一般呈球形，直径约3 cm，无包膜，切面呈灰白色，质地较硬，部分病例有囊形成，囊内可见乳头，又称乳头状囊腺癌；镜下见乳头分支多，乳头中心有纤维血管间质，间质内常见呈同心圆状的钙化小体（砂粒体）。②滤泡癌。是甲状腺向滤泡分化形成的恶性肿瘤，占甲状腺癌的20%~25%。肉眼观肿瘤呈结节状，有包膜，部分病例包膜不完整，切面呈灰白色、质软。镜下见不同分化程度的滤泡，分化极好的滤泡癌很难与腺瘤区别，分化差的呈实性巢片状，肿瘤细胞有显著异型性。③髓样癌。占甲状腺癌的5%~10%，是由滤泡旁细胞发生的恶性肿瘤，属于摄取胺前体脱羧细胞（APUD细胞）瘤。肉眼观肿瘤呈单发或多发，可有假包膜，直径1~11 cm，切面灰白或黄褐色，质实而软；镜下见瘤细胞呈圆形、多角形或梭形，核呈圆形或卵圆形，核仁不明显，核分裂象罕见，瘤组织呈实体片巢状或乳头状、滤泡状、旋涡状排列，间质内常有淀粉样物质沉着。④未分化癌。占甲状腺癌的5%~10%，又称间变性癌。肉眼观肿瘤增大，无包膜，广泛浸润、破坏，切面灰白，常有出血、坏死；镜下见癌细胞大小、形态不一，核分裂象多。

 实验内容

一、大体标本

1. **结节性甲状腺肿**　甲状腺肿大，表面凹凸不平。切面见多个大小不等的结节，有的结节境界清楚（但无完整包膜）；有的结节灰红、质实；有的结节呈褐色半透明状，可有出血、坏死和囊性变（图10-1）。

2. **甲状腺腺瘤**　甲状腺切面可见圆形肿块，边界清楚，有完整包膜。肿块呈灰白色，实性，质地均匀；可并发出血、囊性变、钙化或纤维化（图10-2）。

3. **甲状腺癌**　甲状腺组织内见灰白色肿块。肿块分界不清，无包膜，质较硬，可继发出血、坏死、钙化等（图10-3）。

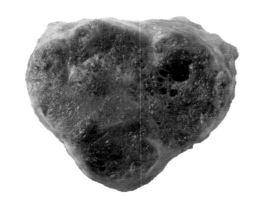

图10-1 结节性甲状腺肿

大体标本：结节性甲状腺肿

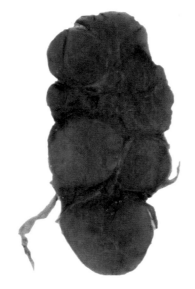

图10-2 甲状腺腺瘤（结节性）

大体标本：甲状腺腺瘤

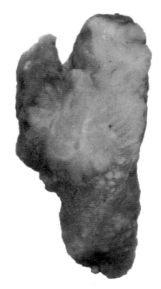

图10-3 甲状腺癌

 课程思政

与癌抗争 —— 祁黎萍

　　祁黎萍是杭州银行西湖办事处的一名职员，她在24岁时被确诊甲状腺癌，此时癌细胞已经扩散，这代表着死亡正在向她逼近。然而热爱生活的她忍受着疾病缠身之苦，练活了因患病而僵硬的指头，学习外国先进经验，科学地去掉多余的动作，大大提高了记账速度。她参加了全省会计比赛，在三个比赛项目中，她取得两项第一、一项第二，荣获省级会计能手证书。她很有感触地说："在某种意义上，生要比死更难。死，只需要一时的勇敢；生，却需要一世的勇敢。"事实正是这样，当人生遇到坎坷时，勇者斗争，弱者轻生。

　　通过本思政案例，引导学生思考甲状腺癌的发生、发展，分析如何正确防治疾病。引导学生学习主人公与困难做斗争的顽强意志，对学习和工作的满腔热情。

二、组织切片

1. **弥漫性胶性甲状腺肿**　甲状腺滤泡高度扩大，腔内含浓厚胶质，染色较正常红；滤泡上皮呈矮立方形或扁平状（箭头）；可有小滤泡或假乳头形成；间质无明显异常（图10-4）。

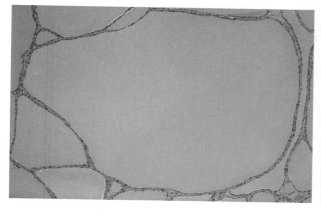 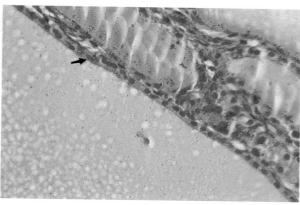

A. 弥漫性胶性甲状腺肿（HE染色，×100）　　　　　　B. 弥漫性胶性甲状腺肿（HE染色，×400）

图10-4　弥漫性胶性甲状腺肿

2. **弥漫性毒性甲状腺肿**　滤泡大小、形态不一，上皮呈高柱状，部分呈乳头状增生；滤泡腔内胶质稀薄，近上皮处可见许多吸收空泡；间质血管丰富，明显扩张充血；淋巴组织增生，甚至形成淋巴滤泡（图10-5）。

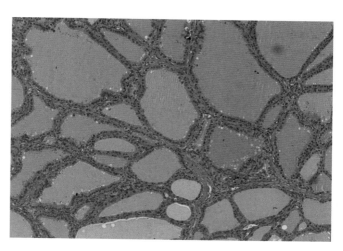

图10-5　弥漫性毒性甲状腺肿（HE染色，×100）　　　　组织切片：弥漫性毒性甲状腺肿

3. **甲状腺乳头状癌**　癌组织与正常组织间有部分纤维间隔；癌组织有多级分支的乳头状结构：①乳头上皮为单层或多层低柱状或立方形细胞，细胞核呈透明或毛玻璃状，无核仁。②乳头中心为纤维血管间质。间质中常见砂粒体。癌组织侵犯血管及包膜（图10-6）。

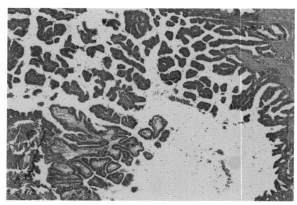 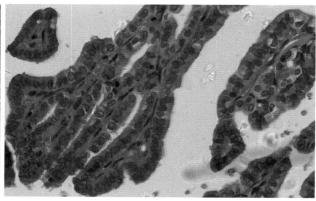

A.甲状腺乳头状癌（HE染色，×40）　　　　　　　B.甲状腺乳头状癌（HE染色，×400）

图10-6　甲状腺乳头状癌

思考题

（1）甲状腺肿的类型有哪些？

（2）请对甲状腺肿瘤进行分类。

（3）甲状腺滤泡癌的主要病理学特征是什么？

临床思维训练

患者，女性，35岁，心烦、脾气暴躁、月经不规律半年。半年前因更换工作岗位，工作和生活压力比较大，经常心烦。但是食欲很好，饭量较前明显增加，体重从61 kg下降至52.5 kg。最近总是失眠，睡眠时间也减少。陪伴孩子时总是控制不住想发脾气。月经不规律、量少，月经周期延长。小便无异常，大便次数较前增加。既往体健，否认传染病接触史。

体格检查：手指颤抖，心动过速，甲状腺肿大。

辅助检查：血、尿常规结果正常。生化检查示空腹血糖5.2 mmol/L，谷丙转氨酶85 U/L（正常值小于40 U/L）。其余值正常。甲状腺彩超示弥漫性甲状腺肿。甲状腺功能示游离三碘甲状腺原氨酸（FT_3）10.2 pmol/L（参考值3.5~7 pmol/L），游离甲状腺素（FT_4）30.034 pmol/L（参考值10~22 pmol/L），促甲状腺激素（TSH）0.10 μIU/mL（参考值0.35~5.5 μIU/mL），甲状腺球蛋白抗体（TGAb）23 IU/mL（参考值0~75 IU/mL），甲状腺过氧化物酶抗体（TPO-Ab）2.63 IU/mL（参考值0~30 IU/mL），TSH受体抗体66 IU/L（参考值0~1.75 IU/L）。

讨论：

（1）根据以上病例摘要，其诊断可能是什么？

（2）试述该疾病的大体和镜下的病理变化。

实验作业

绘图：弥漫性毒性甲状腺肿（10×40）。

实验十一　传染病和寄生虫病

实验目的

1. 知识目标

（1）归纳结核病的基本病理变化。

（2）描述伤寒、细菌性痢疾、流行性脑脊髓膜炎、流行性乙型脑炎、肠阿米巴病和寄生虫病的病理变化。

2. 能力目标

（1）区分原发性结核病与继发性结核病的异同。

（2）鉴别伤寒病和细菌性痢疾的病理变化。

3. 素质目标

（1）通过学习我国对结核病防治的政策，提升学生的政治认同，培养其爱国情怀；通过学习肠道传染病的病因，树立良好的生活习惯。

（2）在职业活动中尊重患者的隐私。加强学生对性病的认识，提高自身防范意识。

（3）珍视生命，关爱患者，要具有人道主义精神；将预防疾病，维护民众的健康作为自己终身的职业责任。

实验理论

传染病由病原微生物感染人体后引起，具有传染性并在一定条件下可造成流行。人体寄生虫病是由寄生虫为病原体引起的传染性疾病。传染病在人群中发生或流行必须同时具备传染源、传播途径和易感人群三个基本环节。传染病的基本病理变化是炎症，但每种传染病都有各自的特点。本实验学习的主要疾病如下。

1. 结核病　结核病是由结核分支杆菌引起的一种慢性肉芽肿病。其基本病理变化：①以渗出为主的病变，表现为浆液性炎或浆液纤维素性炎。②以增生为主的病变形成具有诊断价值的结核结节。典型的结核结节中央常见干酪样坏死，周围有上皮样细胞和朗汉斯巨细胞，外围有多少不等的淋巴细胞和成纤维细胞。③以坏死为主的病变，即干酪样坏死，对结核病病理诊断具有一定的意义。

（1）肺结核：①原发性肺结核是指机体第一次感染结核分支杆菌所引起的肺结核病，其病理特征是形成原发综合征（肺的原发病灶、结核性淋巴管炎和肺门淋巴结结核）。②继发性肺结核指机体再次感染结核分支杆菌后发生的肺结核病，多见于成年人，其病变特点表现为病变多从肺尖开始，病变发生迅速和剧烈，病程较长，新旧病变交杂。继发性肺结核有局灶性肺结核、浸润型肺结核、慢性纤维空洞型肺结核、干酪性肺炎、结核球、结核性胸膜炎等类型。

（2）肺外结核：多为原发性肺结核血源播散所形成的潜伏病灶进一步发展所致，如肾结核病。淋巴结结核是由淋巴道播散所致，引起淋巴结肿大、粘连；消化道结核可由咽下含菌的食物或痰液直接感染引起，可形成溃疡型或增生型肠结核；皮肤结核可通过损伤的皮肤感染导致。

课程思政

瘟疫的克星

　　1905年，德国医学家罗伯特·科赫获得诺贝尔生理学或医学奖。罗伯特·科赫于1876年分离出炭疽杆菌，这是人类首次证明特定的细菌可引起特定的传染病。1880年他分离出伤寒杆菌，1881年他发现了霍乱弧菌，1882年他又分离出结核分支杆菌，当时他只有39岁。后来，他又发现了结核菌素，为严重危害人类健康的结核病的防治作出了巨大的贡献。1882年4月10日罗伯特·科赫在《临床周报》上发表了论文《结核病病原学》。

　　在历史发展的长河中，人类征服了很多"不治之症"。据史料记载，危害人类的鼠疫，在世界上曾经发生过三次大的流行，夺走了亿万无辜的生命，到处是"东死鼠，西死鼠，人见死鼠如见虎！鼠死不几日，人死如圻堵……"的悲凉景象。肺结核病也曾被视为绝症，一旦染上，几乎没有康复的希望。此外，霍乱、炭疽、昏睡病都曾流行，给人类造成了重大的灾难。罗伯特·科赫是杰出的科学家之一，因其在结核、炭疽、霍乱、鼠疫等对人类健康危害极大的传染性疾病方面作出的贡献，他被人们誉为"瘟疫的克星"。

2. 伤寒　　是由伤寒杆菌经消化道侵入引起的急性肠道传染病，形成以单核巨噬细胞增生为特征的急性增生性炎。回肠下段集合和孤立淋巴小结的病变最为常见和明显，巨噬细胞增生并吞噬伤寒杆菌、红细胞、细胞碎片形成伤寒细胞，伤寒细胞聚集成团形成伤寒肉芽肿。肠道病变发展过程可分为：髓样肿胀期、坏死期、溃疡期和愈合期。

3. 细菌性痢疾　　是由痢疾杆菌引起的一种假膜性肠炎，病变多发生于乙状结肠和直肠，以大量纤维素性渗出形成假膜为特征，假膜脱落后形成不规则的浅表溃疡。

4. 流行性脑脊髓膜炎　　是由脑膜炎双球菌引起的脑脊髓膜的急性化脓性炎症。临床表现为颅内压升高、脑膜刺激症状，出现颈项强直及角弓反张体征，脑脊液呈混浊或脓性改变是诊断本病的一个重要依据。

5. 流行性乙型脑炎　　是由乙型脑炎病毒感染引起的急性传染病，以变质性炎症改变为主，病变广泛累及脑脊髓实质。组织学特点常表现为血管改变和炎症反应（形成淋巴细胞套）、神经细胞变性坏死（形成神经细胞卫星现象和噬神经细胞现象）、脑软化灶形成和胶质细胞增生。筛状软化灶对本病具有诊断意义。

6. 性传播疾病

（1）淋病：最常见，是由淋球菌引起的急性化脓性炎，主要侵犯泌尿生殖系统。

（2）尖锐湿疣：由人乳头瘤病毒（HPV）感染引起，好发于外生殖器及肛门附近皮肤、黏膜湿润区。肉眼病变为小而尖的乳头状、疣状或菜花状突起。镜下表皮浅层出现凹空细胞有助于诊断。

（3）梅毒：由梅毒螺旋体引起的传染病，基本病变为闭塞性动脉内膜炎和小血管周围炎及树胶样肿。后天性梅毒按病程分为三期：①一期梅毒，形成硬性下疳。②二期梅毒，形成全身广泛损害，主要表现为皮肤、黏膜广泛的梅毒疹和全身淋巴结肿大。③三期梅毒，又称晚期梅毒，病变累及内脏，尤其是侵犯心血管系统和中枢神经系统，形成树胶样肿。

（4）艾滋病：即获得性免疫缺陷综合征，是人类免疫缺陷病毒（HIV）感染引起的以全身性严重免疫缺陷为主要特征的致命性传染病。其特征是免疫功能缺陷伴机会性感染和（或）继发性肿瘤（如卡波西肉瘤和淋巴瘤）。临床表现为发热、乏力、体重下降、腹泻、全身淋巴结肿大及神经系统症状。

7. 阿米巴病　阿米巴病是由溶组织内阿米巴原虫感染引起的寄生虫病。病变部位主要在盲肠和升结肠，形成以组织溶解液化为主的变质性炎。肠道病变特点为肠黏膜表面见多数隆起的灰黄色针头大小的点状坏死和浅溃疡，随后形成口小底大的烧瓶状溃疡，烧瓶状溃疡具有诊断意义。肠外阿米巴病多发生于肝、肺及脑。

8. 血吸虫病　血吸虫病由血吸虫寄生于人体引起，常通过皮肤接触含尾蚴的疫水而感染，主要病变是由虫卵引起的肝与肠的肉芽肿形成，表现为急性虫卵结节（嗜酸性脓肿伴炎症细胞浸润）和慢性虫卵结节（假结核结节）。

实验内容

一、大体标本

1. 原发性肺结核　原发综合征包括肺内原发结核病灶、结核性淋巴管炎和肺门淋巴结结核。

标本为肺。肺的原发病灶常位于肺上叶下部或下叶上部近胸膜处，病灶呈圆形，直径约1 cm，呈灰白或灰黄色。肺门淋巴结明显肿大，大小不一，切面呈灰黄色干酪样坏死灶；部分肿大的淋巴结可互相粘连形成巨块，压迫周围支气管。（图11-1）。

2. 慢性纤维空洞型肺结核　标本为肺。病变肺叶内有一个或多个厚壁空洞形成，同时在空洞同侧或对侧肺组织可见自上而下由支气管播散引起的许多大小不等、新旧不一、病变类型不同的病灶。

空洞常位于肺上叶，大小不等，外形不规则，壁厚可达1 cm以上，内壁附有干酪样坏死物，其外有结核性肉芽组织和增生的纤维组织。后期肺组织广泛纤维化，胸膜增厚并与胸壁粘连，使肺体积缩小、变形（图11-2）。

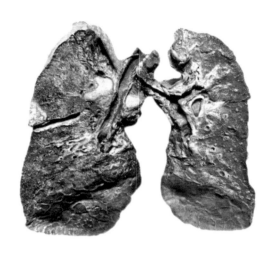

图11-1 原发性肺结核　　　　　　　大体标本：肺原发综合征

3. 干酪样肺炎　标本为肺。病变可累及一个或几个肺叶。病变肺叶肿大变实，病变处正常肺组织海绵样结构消失。切面可见大小不等的灰黄色不规则状干酪样坏死病灶，部分区域融合成片，部分区域内可见干酪样坏死物液化排出后形成的急性空洞，空洞大小不一，边缘不整齐（图11-3）。

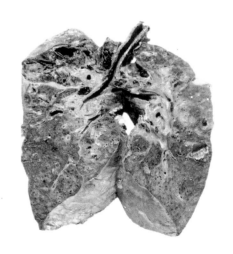

图11-2 慢性纤维空洞型肺结核　大体标本：慢性纤维空洞型肺结核　　图11-3 干酪样肺炎

4. 结核球　标本为肺。结核球是有纤维包裹的、孤立的、境界分明的球形干酪样坏死灶。病灶多为单个，有时多个，常位于肺上叶，直径2~5 cm，切面呈灰白或灰黄色，可见点状钙化（图11-4）。

5. 急性粟粒性肺结核　标本为肺。病变肺脏呈弥漫性暗红色淤血改变。肺体积增大，肺表面和切面布满大小一致、分布均匀、新旧一致、灰白或略带黄色、圆形、粟粒大小的结节，结节境界清楚，略隆起于切面（图11-5）。

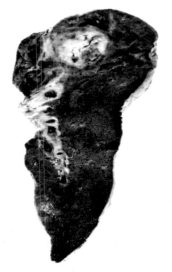

图11-4　结核球　　　　　大体标本：结核球

图11-5　急性粟粒性肺结核　　大体标本：急性粟粒性肺结核

6.**慢性粟粒性肺结核**　标本为肺。肺脏表面和切面有大小不一、分布不均匀、灰白或灰黄色的结核病灶。病灶新旧交杂，小者如粟粒，大者直径可达数厘米以上（图11-6）。

7.**溃疡型肠结核**　标本为肠。病变多见于回盲部肠段。肠壁中结核结节逐渐融合并发生干酪样坏死，破溃后形成溃疡。肠壁黏膜面可见多个带状或椭圆形溃疡，溃疡长轴与肠管长轴垂直，溃疡边缘不整齐如鼠咬状。溃疡一般较浅，底部表面附有干酪样坏死，其下为结核性肉芽组织。与溃疡相对应的浆膜面可见纤维素性渗出而显粗糙，并有多个灰白色结节形成，如局部发生纤维化可导致粘连（图11-7）。

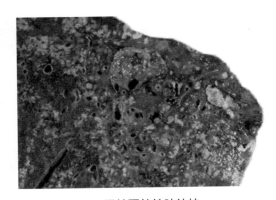

图11-6　慢性粟粒性肺结核

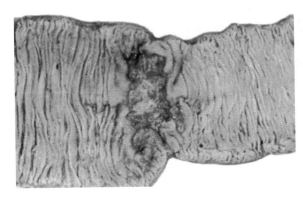

图11-7　溃疡型肠结核

大体标本：溃疡型肠结核

8. **肾结核**　标本为肾。肾体积增大，表面可见多个结节状干酪样坏死灶。切面上正常肾组织结构不清，肾实质内有多处较大范围的干酪样坏死灶，并有空洞形成。严重的结核病变，随着病变在肾内扩大蔓延，可形成多个空洞，结核空洞逐步扩大，最后可使病变的肾仅剩一个空壳。结核病变常累及肾盂、输尿管（图11-8）。

9. **肠伤寒**　标本为一段回肠。在肠黏膜面表面可见孤立淋巴小结和集合淋巴小结肿胀隆起，突出于黏膜表面。肿胀的淋巴小结呈圆形或椭圆形，灰红色，质软，表面凹凸不平，似脑回状，故称髓样肿胀。肿胀的淋巴组织附近肠黏膜充血、水肿，黏液分泌增多（图11-9）。

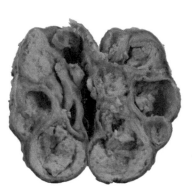 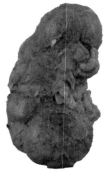 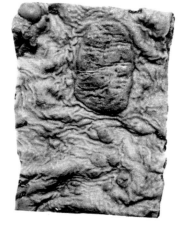

图11-8　肾结核　　　　　大体标本：肾结核　　　图11-9　肠伤寒（髓样肿胀期）

10. **细菌性痢疾**　标本为肠。病变主要在结肠，尤其是直肠和乙状结肠。黏膜充血、水肿致肠壁增厚，局部可见黏膜表面覆有一层灰白色、糠皮样假膜，部分假膜溶解脱落形成浅表性溃疡，溃疡大小不等，形状不规则，呈地图状外观（图11-10）。

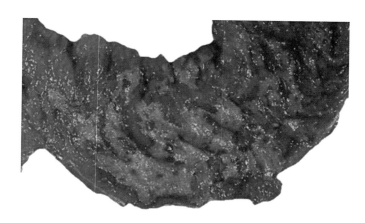

图11-10　细菌性痢疾

11. **流行性脑脊髓膜炎**　病变主要是脑脊髓膜的急性化脓性炎症。

标本为脑。脑脊膜血管高度扩张充血，蛛网膜下腔可见灰黄色脓性渗出物堆积，覆盖于脑沟、脑回。病变严重的区域，脑的沟回结构因被脓性渗出物覆盖而模糊不清。边缘病变较轻区域可见脓性渗出物沿血管分布。（图11-11）。

12. 尖锐湿疣　标本为阴茎。病变发生于阴茎头处。病变早期为细小的淡红色丘疹，后呈乳头状或菜花状突起，呈淡红或暗红色，质软，表面凹凸不平，呈疣状颗粒。部分肿物表面易发生糜烂、渗液，触之易出血（图11-12）。

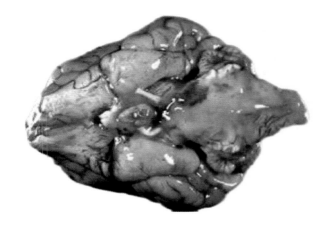

图11-11　流行性脑脊髓膜炎

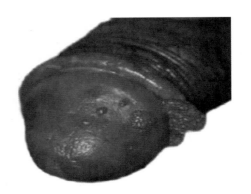

图11-12　尖锐湿疣

13. 肠阿米巴病　早期病变肠黏膜表面可见多数隆起的灰黄色针头大小的点状坏死或浅溃疡。

随着病变的进展，坏死灶增大呈圆形纽扣状。坏死组织液化脱落后，形成口小底大的烧瓶状溃疡，边缘呈潜行性。溃疡之间黏膜正常或仅表现为轻度炎症。病变严重者，邻近溃疡可在黏膜下层形成隧道样互相沟通，表面黏膜大片坏死脱落，形成边缘潜行的巨大溃疡（图11-13）。

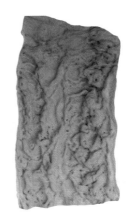

图11-13　肠阿米巴病

二、组织切片

1. 粟粒性肺结核　低倍镜下，肺组织内见大量散在分布的类圆形结节状病灶，即为结核结节。结核结节中央可有少量干酪样坏死，周围见一个或几个朗汉斯巨细胞及大量上皮样细胞，外围是淋巴细胞和成纤维细胞（图11-14A）。

高倍镜下，朗汉斯巨细胞（箭头）体积巨大，胞质丰富，核多个，常呈马蹄形或花环状排列在胞质周围；上皮样细胞呈梭形或多角形，胞质丰富，淡红色，境界不清，核呈圆形或卵圆形，染色质稀疏，可见1~2个核仁（图11-14B）。

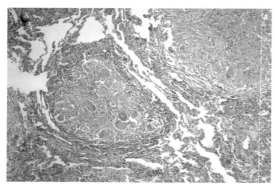
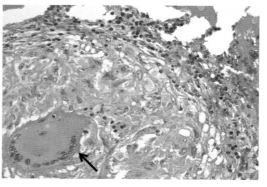

A.粟粒性肺结核（HE染色，×40）　　　　　B.粟粒性肺结核（HE染色，×400）

图11-14　粟粒性肺结核

组织切片：结核结节

2. 肠伤寒　切片取自回肠末端髓样肿胀期的病变，肠黏膜下集合淋巴小结高度肿大，淋巴小结结构消失，可见大量巨噬细胞增生。高倍镜下，巨噬细胞体积大，胞质丰富，核呈圆形或肾形，胞质中常吞噬伤寒杆菌、红细胞、淋巴细胞及坏死的细胞碎屑等，故称伤寒细胞（箭头）。伤寒细胞聚集成团，形成小结节，称为伤寒肉芽肿或伤寒小结（图11-15）。

3. 细菌性痢疾　肠壁各层有不同程度的血管扩张充血、间质水肿，甚至出血，可见少量中性粒细胞浸润。肠黏膜浅表部分变性、坏死或脱落，其上附有一层红染物质。

高倍镜下，红染物质为丝状、网状的纤维素，其中网罗有中性粒细胞、红细胞和坏死的肠黏膜上皮细胞等形成的假膜（箭头）（图11-16）。

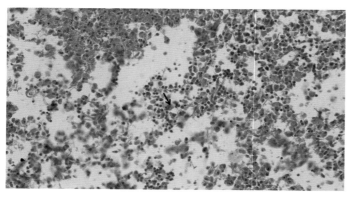
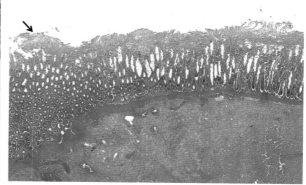

图11-15　肠伤寒（HE染色，×100）　　　　　图11-16　细菌性痢疾（HE染色，×40）

4. 流行性脑脊髓膜炎　软脑膜血管高度扩张、充血。蛛网膜下腔增宽，其中有大量中性粒细胞、纤维素渗出和少量巨噬细胞、淋巴细胞等浸润。脑膜附近脑组织小血管周围可见少量中性粒细胞浸润。脑实质一般不受累，邻近的脑皮质可有轻度水肿（图11-17）。

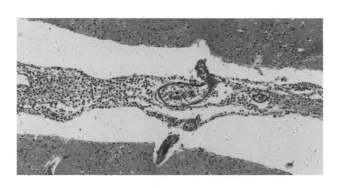

图11-17 流行性脑脊髓膜炎（HE染色，×100）　　　　　组织切片：流行性脑脊髓膜炎

5. 流行性乙型脑炎　脑实质血管明显扩张、充血，脑组织水肿，血管周围间隙增宽，以淋巴细胞为主的炎细胞围绕血管周围间隙形成淋巴细胞套（箭头）（图11-18A）。

脑组织中神经细胞肿胀，胞质内出现空泡，严重者神经细胞变性、坏死，可见神经细胞卫星现象和噬神经细胞现象，邻近处小胶质细胞增生形成小胶质细胞结节（图11-18B）。

病变严重时发生灶性神经组织的液化性坏死，可见脑组织内边界清楚的镂空筛网状结构，即形成染色较淡、质地疏松的筛状软化灶（箭头）（图11-18C）。

6. 尖锐湿疣　表皮角质层轻度增厚，棘细胞层明显肥厚，表皮钉突不规则增宽和延长，可呈假上皮瘤样增生，细胞排列规则。棘细胞层上部细胞有明显的空泡形成。真皮层可见水肿、血管扩张及慢性炎

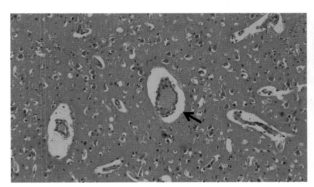

A.流行性乙型脑炎时淋巴细胞套（HE染色，×100）

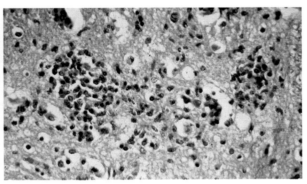

B.流行性乙型脑炎时小胶质细胞结节（HE染色，×400）

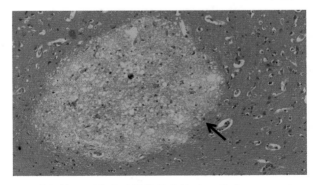

C.流行性乙型脑炎时筛状软化灶（HE染色，×100）

图11-18　流行性乙型脑炎

症细胞浸润。

高倍镜下，表皮浅层凹空细胞较正常细胞大，胞质空泡状，核增大居中，呈类圆形或不规则形，染色深，可见双核或多核（图11-19）。

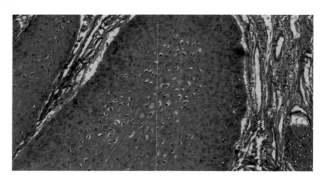

图11-19 尖锐湿疣（HE染色，×100）　　　　　组织切片：尖锐湿疣

7. 肠阿米巴病 病变主要表现为组织的坏死溶解液化。病灶周围炎症反应轻微，可见充血、出血及少量淋巴细胞、巨噬细胞浸润，在溃疡边缘与正常组织交界处可见阿米巴滋养体。高倍镜下，滋养体多呈圆形，体积较大，有一个球形的泡状核，滋养体周围常有一空隙（图11-20）。

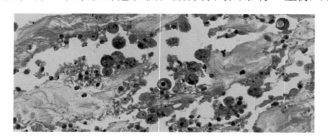

图11-20 肠阿米巴病（HE染色，×400）　　　　　组织切片：结肠阿米巴病

8. 血吸虫病 病变组织内坏死物质被清除，虫卵崩解、破裂或钙化，其周围出现类上皮细胞、异物巨细胞，病灶周围有淋巴细胞浸润，形态上似结核样肉芽肿，故称为假结核结节，即慢性虫卵结节。晚期结节发生纤维化（图11-21）。

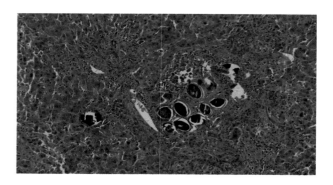

图11-21 血吸虫病（HE染色，×400）

思考题

（1）试述原发性与继发性肺结核的区别。

（2）描述粟粒性肺结核的镜下形态学特点。

（3）简述肠伤寒的病理变化。

临床思维训练

患者，女，6岁。2小时前出现高热、头痛、全身酸痛，半小时前出现呕吐、嗜睡。

查体：体温 39.5 ℃，脉搏 125次/min，呼吸短促，双侧瞳孔不等大，对光反应迟钝。

实验室检查：血常规示白细胞50.0×10^9/L，中性粒细胞百分比95%。脑脊液检查压力增高，混浊，呈脓性，细胞数及蛋白含量增多，糖量减少，查见革兰氏阴性球菌。临床诊断：脑膜炎。

讨论：

（1）该患者最可能的病理诊断是什么？

（2）根据所学病理知识，简述患者的主要病变器官可能出现哪些病理变化。

（3）该患者为何会出现头痛、呕吐、嗜睡等临床表现？

实验作业

绘图：粟粒性肺结核（10×10）。

实验十二　以心血管系统为中心的整合实验

实验目的

1. 知识目标

（1）复述心血管系统的正常组织学结构。

（2）阐述疾病发生的动态变化及各种疾病之间的内在联系，建立由正常状态到疾病状态的思维模式。

（3）通过病例分析培养学生综合运用知识的能力和分析解决问题的思路，训练学生由基础走向临床的技能。

2. 能力目标

（1）能够在标本上正确指认具体结构名称。

（2）运用基本理论知识，解释动脉粥样硬化、高血压病、风湿病等常见疾病的发病机制、临床表现及预防措施。

3. 素质目标

（1）具备自然科学、人文社会科学、医学等学科的基础知识和掌握科学的方法，并能用来指导未来的学习和医学实践。

（2）结合临床病例，帮助学生获得在临床上进行病理诊断的能力，培养学生的临床思维。

实验理论

心血管系统是由心和血管组成的完全封闭的循环管道。它负责运输氧和其他营养物质到达全身细胞，同时回收二氧化碳和代谢产物。心脏是输送血液的"动力泵"，血管是运输血液的管道。心脏有节律性地收缩与舒张推动血液在心血管系统内循环流动（图12-1），称为血液循环。血液循环是机体生存最重要的生理机能之一。

心血管系统疾病是当今常见的、严重威胁人类健康的重要疾病。在我国，心血管系统疾病的发病率和死亡率均位居第一。动脉粥样硬化、冠状动脉粥样硬化性心脏病、高血压病、风湿病等均在我国呈高发趋势。本实验对心血管系统的构成及正常结构进行系统回顾，并对一些常见疾病进行重点介绍。

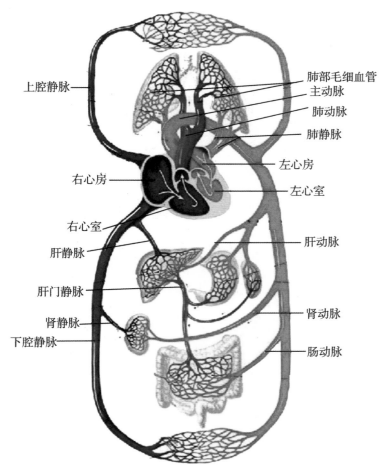

上腔静脉
肺部毛细血管
主动脉
肺动脉
肺静脉
右心房
左心房
左心室
右心室
肝动脉
肝静脉
肝门静脉
肾动脉
肾静脉
下腔静脉
肠动脉

图12-1　血液循环示意图

1. 心脏　　心脏位于胸腔中部偏左，呈圆锥形，约自己的拳头大小。成年男性正常心脏重为（284±50）g，成年女性重为（258±49）g。心脏位于横膈之上，纵隔之间，胸腔中部偏左下方，两肺间而偏左。内部有左心房、左心室、右心房和右心室四个腔。左、右心房之间和左、右心室之间均由间隔隔开，故互不相通，心房与心室之间有瓣膜，这些瓣膜使血液只能由心房流入心室而不能倒流（图12-2）。

心壁由内向外分为心内膜、心肌膜和心外膜。

（1）心内膜由内皮、内皮下层构成，内皮下层可分为内、外两层：内层较薄，为细密结缔组织；外层靠近心肌膜，称为心内膜下层，为疏松结缔组织，内含小血管和神经（浦肯野纤维在心室的心内膜下层）。

（2）心肌膜主要由心肌构成，大致分为内纵、中环、外斜三层。心肌细胞又称心肌纤维，有横纹，属于有横纹的不随意肌，具有兴奋收缩的能力。心肌细胞呈短圆柱形，有分支，相互连接成网。心肌纤维的连接处称为闰盘，在HE染色的标本中，心肌纤维呈着色较深的横纹或阶梯状粗线。心肌纤维的细胞核呈卵圆形，位于细胞中央，一般为单核，偶见双核。

（3）心外膜是心包膜的脏层，为浆膜，它的表层是间皮，间皮深部是薄层结缔组织，与心肌膜相连。心外膜中含有血管、神经和神经节，并常有脂肪组织。心包膜壁层衬贴于心包内面，也是浆膜，与心外膜连续。壁层与脏层心包膜之间为心包腔，腔内有少量液体，使壁层与脏层湿润光滑，利于心脏搏动。

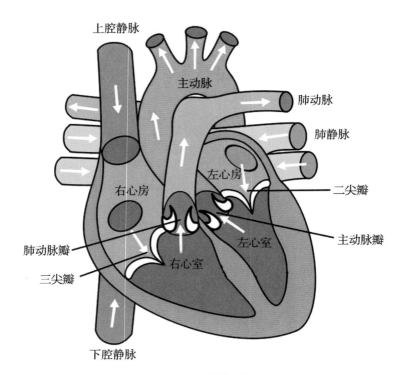

上腔静脉

主动脉

肺动脉

肺静脉

右心房

左心房

二尖瓣

主动脉瓣

肺动脉瓣

左心室

三尖瓣

右心室

下腔静脉

图12-2 心脏的结构

心瓣膜位于房室孔和动脉口处，包括二尖瓣、三尖瓣、主动脉瓣和肺动脉瓣，是心内膜突向心腔折叠而成的薄片状结构。心瓣膜表面覆以内皮，内部为致密结缔组织，并与心骨骼的纤维环相连。心瓣膜的功能是阻止血液逆流。

2. **血管** 根据构造、功能的不同，分为动脉、静脉和毛细血管三种。动脉起自心脏，不断分支，口径渐细，管壁渐薄，最后形成大量的毛细血管，分布到全身各组织和细胞间。毛细血管再汇合，逐级形成静脉，最后返回心脏。动脉和静脉是输送血液的管道，毛细血管是血液与组织进行物质交换的场所。

（1）动脉：分为大动脉、中动脉、小动脉和微动脉。

（2）静脉：分为大静脉、中静脉、小静脉和微静脉。静脉瓣常见于管径2 mm以上的静脉。静脉瓣由内膜向静脉管腔内突入折叠而成，表面覆以内皮，内部为含有弹性纤维的结缔组织。静脉瓣为两个半月形薄片，彼此相对，其游离缘与血流方向一致，可防止血液逆流。

（3）毛细血管：管径最细、分布最广的血管，其管径一般为6~8 μm。毛细血管的管壁主要由内皮细胞和基膜组成。毛细血管分为：①连续毛细血管，特点为内皮细胞相互连续，细胞之间有紧密连接等连接结构，基膜连续完整。②有孔毛细血管，特点是内皮细胞相互连续，细胞之间也有紧密连接，基膜连续完整。内皮细胞有细胞核部分较厚，凸向管腔，不含核的部分很薄，并有许多贯穿细胞全层的小孔，其直径一般为60~80 nm。③血窦（或称窦状毛细血管），血窦的管腔较大，直径可达40 μm，形状不规则，内皮细胞之间有较大的间隙，故又称为不连续毛细血管。

3. **动脉粥样硬化** 动脉粥样硬化，是心血管系统疾病中最常见的疾病，其基本病变特征是动脉血管内膜形成粥样斑块或纤维斑块，主要累及大、中动脉，并可引起斑块内出血、斑块破裂、血栓形成、钙化、动脉瘤形成和管腔狭窄等继发病变。冠状动脉粥样硬化常并发冠状动脉痉挛，造成急性心脏供血中断，引起心肌缺血和相应心脏病变，如心绞痛、心肌梗死等。

4. **高血压** 良性高血压占高血压病的90%~95%，病变分为：①功能紊乱期，表现为全身细小动脉间歇性痉挛收缩、血压升高，动脉无器质性改变。②动脉病变期，表现为细小动脉的玻璃样变性，肌型小动脉硬化和大动脉硬化。③内脏病变期，可引起心、脑、肾、视网膜等器官出现病变。

 课程思政

做一件事，就要坚持到底

刘力生生于1928年，她用自己的拼搏与勤奋，考入中国协和医学院（现北京协和医学院），用谦虚的求学精神感动了北京协和医院的师生，获得了更多临床教导。

刘力生说，改革开放的40年是她遇上的最好的时代和契机。在国家的支持下，她去国外学了先进的理念与技能，她没有被国外的"纸醉金迷"迷了眼睛，毅然在没有资金、没有资源的情况下回来报效祖国，誓做"中国的临床研究"。

1982年，刘力生在世界卫生组织（WHO）的"轻型高血压会议"上报告了北京大学首钢医院高血压管理5年和10年的随访结果，引起极大关注，获得了国际认可。1989年，中国高血压联盟正式加入世界高血压联盟组织。同年，在世界卫生组织制定高血压指南时，为了我国能够"在指南上说句话"，刘力生带领联盟做了长时间、大量艰苦的工作。2005年，在中国几代高血压研究者的努力下，我国自己的高血压防治指南得以出台。

刘力生自己也没有料到，她会与高血压打一辈子交道，成为中国高血压联盟首任主席及世界高血压联盟的主席，为全球高血压防控出谋划策。近70年的高血压临床研究经历，也许没有人比刘力生更能体会其中的艰难，她却微笑着对记者说："总是要做点什么事情，让患者受益，坚持就是胜利。"

5. **风湿病** 风湿病是一种与A组乙型溶血性链球菌感染有关的变态反应性疾病。病变主要累及全身结缔组织及血管，常形成风湿肉芽肿即阿绍夫小体。病变最常累及心脏、关节和血管等处，以心脏病变最为严重。风湿病引起的心脏病可以表现为风湿性心内膜炎、风湿性心肌炎和风湿性心外膜炎。①风湿性心内膜炎，主要累及心瓣膜，二尖瓣最多见，可在瓣膜闭锁缘上形成单行排列，灰白色半透明，直径1~2 mm的疣状赘生物。病变后期导致瓣膜增厚、变硬、卷曲、短缩、瓣膜间相互粘连，最后形成慢性心瓣膜病。②风湿性心肌炎，主要累及心肌间质的结缔组织，表现为灶状间质性心肌炎，间质血管旁可见阿绍夫小体，病变反复发作，阿绍夫小体可机化形成梭形小瘢痕。③风湿性心外膜炎，主要累及心包膜脏层，呈浆液性或纤维素性炎症，可形成绒毛心。

6. **感染性心内膜炎** 感染性心内膜炎是由病原微生物经血行途径直接侵袭心内膜、心瓣膜或邻近大动脉内膜，特别是心瓣膜而引起的炎症性疾病，常伴赘生物的形成。根据病情和病程，将感染性心内膜炎分为急性感染性心内膜炎和亚急性感染性心内膜炎。①急性感染性心内膜炎，由致病力强的化脓菌引起，在心瓣膜上形成的赘生物体积较大、质地松软、呈灰黄或浅绿色。②亚急性感染性心内膜炎，主要由毒力相对较弱的草绿色链球菌引起，瓣膜上形成的赘生物呈息肉状或菜花状，质地脆，易破碎脱落。

受累瓣膜易变形，发生溃疡和穿孔。

实验内容

一、大体标本

1. **风湿性心内膜炎** 标本为成人心脏。二尖瓣闭锁缘上可见粟粒大小、灰白色半透明、串珠样单行排列的疣状赘生物。赘生物附着牢固，不易脱落，有些可累及腱索及邻近内膜（图12-3）。

2. **风湿性心脏瓣膜病** 标本为成人心脏。二尖瓣增厚、硬化、腱索缩短，相邻瓣叶粘连，使二尖瓣呈鱼口状狭窄。乳头肌明显粘连短缩，常合并二尖瓣关闭不全（图12-4）。

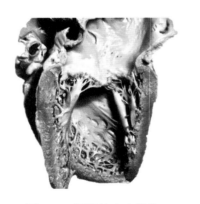

图12-3 风湿性心内膜炎

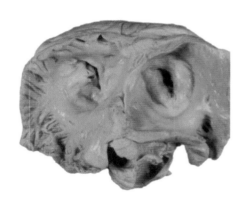

图12-4 风湿性心脏瓣膜病

3. **慢性肝淤血** 标本为成人肝脏的冠状切面。肝体积增大，重量增加，包膜紧张，呈暗红色，边缘钝圆。

切面布满红黄相间、形似槟榔切面的花纹（固定后呈棕褐色与灰黄色相间的花纹），故又称槟榔肝（图12-5）。

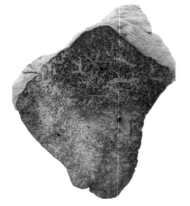

图12-5 慢性肝淤血

大体标本：慢性肝淤血

4. **慢性脾淤血**　标本为成人脾脏。脾脏颜色暗红，体积增大，被膜紧张，边缘变钝，重量增加。切面呈暗红色，被膜增厚（图12-6）。

5. **肾贫血性梗死**　标本为成人肾脏。肾皮质内有苍白色的楔形坏死灶，尖端指向肾门部，坏死灶干燥、质实，坏死与健康组织之间分界明显（图12-7）。

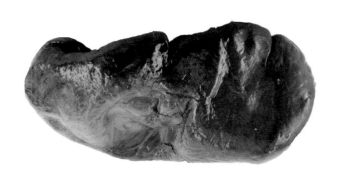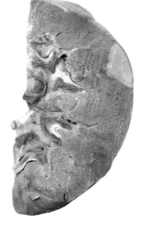

图12-6　慢性脾淤血　　　　　　　　　　　　图12-7　肾贫血性梗死

二、组织切片

1. **心内膜**　心壁的最内层，最内层为内皮，内皮外为内皮下层，除结缔组织外，在室间隔处也可见到少量的平滑肌。心内膜下层位于心内膜的最深层，由较疏松的结缔组织构成，内有小血管和神经。在心室的心内膜下层中还有心传导系的分支，即浦肯野纤维。

高倍镜下可见浦肯野纤维比普通心肌纤维短而粗，胞质着色较浅，细胞中央有1~2个细胞核，细胞间的连接结构较多，闰盘较多见（图12-8）。

2. **心肌细胞**　心肌细胞呈短圆柱形，有分支，相互连接成网。心肌纤维的连接处称为闰盘（箭头）。在HE染色的标本中呈着色较深的横行或阶梯状粗线。心肌纤维的细胞核呈卵圆形，位于细胞中央，细胞核为单核，偶见双核（图12-9）。

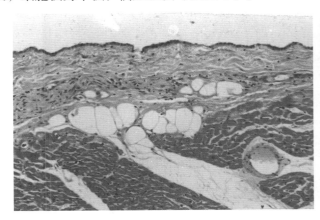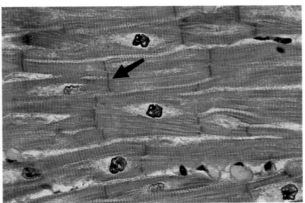

图12-8　心内膜（HE染色，×100）　　　　　图12-9　心肌细胞（HE染色，×400）

3. **大动脉** 大动脉的管壁分为内膜、中膜和外膜。内膜由内皮、内皮下层和内弹性膜构成。中膜很厚，有40~70层弹性膜，各层弹性膜之间由弹性纤维相连。外膜相对较薄，由结缔组织组成，大部分为胶原纤维，外膜中含有较多营养血管、淋巴管和神经（图12-10）。

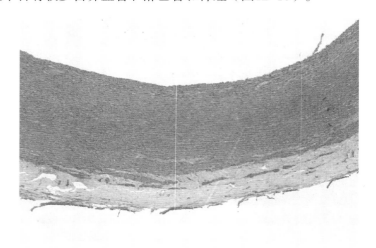

图12-10 大动脉（HE染色，×40）　　　　　　　　　组织切片：大动脉

4. **中动脉** 中动脉管壁分为内膜、中膜和外膜。内膜由内皮、内皮下层和内弹性膜构成。内弹性膜在HE染色下，呈红染波浪状，是内膜与中膜的分界线。中膜较厚，约占管壁厚度的一半，由10~40层环形平滑肌组成。平滑肌间可见弹性纤维和胶原纤维。外膜厚度与中膜相当，由疏松结缔组织构成。外膜中可见营养血管、淋巴管和丰富的神经（图12-11）。

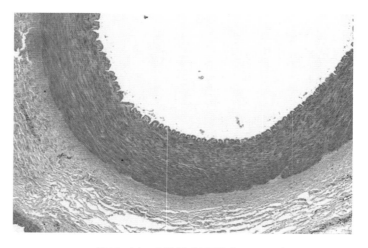

图12-11 中动脉（HE染色，×40）　　　　　　　　　组织切片：中动脉

5. **风湿性心肌炎** 低倍镜下，心肌间质增生、水肿，在心肌间质小血管附近可见梭形或不规则的风湿小体（圆圈）（图12-12A）。

高倍镜下，风湿小体中央有红染无结构的纤维素样坏死物质，周边风湿细胞体积大，呈圆形或多边形，胞质丰富，嗜碱性，核大，呈圆形或椭圆形，核膜清晰。风湿细胞的染色质集聚在中央，横切面上呈枭眼状（黑色箭头），纵切面上呈毛虫状（红色箭头）（图12-12B）。

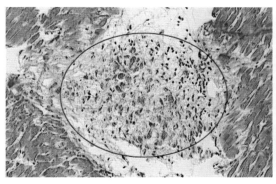 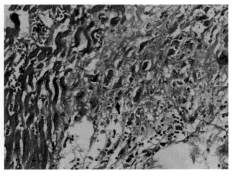

A. 风湿性心肌炎（HE染色，×40）   B. 风湿性心肌炎（HE染色，×400）

图12-12 风湿性心肌炎   组织切片：风湿性心肌炎

6. 慢性肺淤血 肺泡隔显著增厚，可见纤维组织增生，其内肺泡隔毛细血管扩张充血。肺泡腔内可见散在分布的巨噬细胞、红细胞及少量的淡红色液体（肺水肿液）。部分肺泡腔内可见胞质内含棕黄色颗粒的细胞为心力衰竭细胞，其中棕黄色颗粒（箭头）为含铁血黄素（图12-13）。

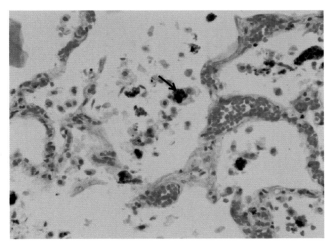

图12-13 慢性肺淤血（HE染色，×400）   组织切片：慢性肺淤血

临床思维训练

    王某某，女，45岁，患者20年前曾出现双膝关节肿痛伴发热，疼痛呈游走性，服用中西药后好转。之后每遇寒冷病变即复发。15年前患者出现疲惫、乏力、心悸，劳累后出现呼吸困难，休息后可缓解。8年前患者曾出现咳嗽、咯血等症状。3年前，上述症状逐渐加重且出现双下肢轻度水肿，曾多次在当地医院住院治疗，病情有所缓解。3个月前患者出现不规则发热伴心悸、气促，休息后不能缓解，且日渐加重。半个月前患者开始咳粉红色泡沫痰，呈端坐呼吸，出现尿量减少，双下肢水肿加重，并常感到心前区疼痛，呈刺痛，遂住院治疗。患者年幼时曾患"扁桃体炎"。

    入院检查：体温38.5 ℃，脉搏132次/min，呼吸28次/min，血压 13.70/7.45 kPa（103/56 mmHg）。慢性病容，口唇、指端发绀，端坐呼吸。心尖搏动减弱，心浊音界向左扩大，心尖区可闻及舒张期3级隆隆样杂音，主动脉瓣区可闻及收缩期喷射性杂音和舒张期杂音。双肺可闻及湿啰音，下肺尤其明显。肝肋缘下2 cm，有压痛。脾可触及，质软，有压痛。双下肢凹陷性水肿。

血常规：白细胞计数19×10^9/L，中性粒细胞百分比80%，淋巴细胞百分比19%；血红蛋白79 g/L。尿常规：红细胞（＋），尿蛋白（＋）。血培养：细菌（－）。

入院后给予抗感染、强心、利尿、改善呼吸等治疗，患者病情有所缓解。入院后第5天患者下床小便，突感呼吸困难，随之意识不清，明显发绀，经抢救无效死亡。

尸体解剖：

面色苍白，唇、指发绀，双下肢凹陷性水肿。

双肺体积增大，重量增加，颜色为暗红色。切面呈暗红色，可见散在粟粒至黄豆大小灰白、灰红色病灶。双下肺明显实变，压之有暗红色泡沫样液体流出。镜下可见部分细小支气管及周围肺组织内有大量以中性粒细胞为主的炎症细胞浸润，邻近肺泡扩张融合，双肺下叶肺泡壁增厚，毛细血管高度扩张充血。肺泡腔内有红细胞和粉红色液体。肺泡腔内和肺泡隔内可见到吞噬含铁血黄素的巨噬细胞。

肝体积增大，包膜紧张，边缘钝圆，表面呈暗红色。切面主要为暗红色，部分区域呈红黄相间似槟榔样改变。镜下见肝小叶中央静脉和周围肝血窦扩张充血。小叶中央区域的肝细胞受压萎缩、消失。周边区域的肝细胞质内可见圆形空泡。

脾脏体积增大，包膜紧张，边缘钝圆，切面呈暗红色。在边缘区可见两处近似楔形的灰白色凝固性梗死区，表面朝向脾被膜表面，尖端指向脾门。坏死区域与周围正常组织分界处可见棕黄色充血出血带，脾髓易刮下。镜下见凝固性坏死区域红染一片，脾小梁及脾小体轮廓可辨，但细胞核消失，其周围有充血、出血和中性粒细胞浸润。其余脾组织内脾小体数目减少，体积缩小，脾窦扩张充血，窦内有大量中性粒细胞和巨噬细胞。

双肾体积增大，包膜紧张。切面可见左肾包膜下有一黄豆大小灰白色凝固性坏死区，与周围正常组织分界清楚。镜下见坏死区域组织结构尚可辨认，坏死区域周围有充血、出血和大量中性粒细胞聚集成团，其内可见菌团。其余肾组织间质、髓质充血，近曲小管上皮细胞水肿。

心脏体积增大，心腔扩张。二尖瓣瓣膜粘连、增厚、变硬，腱索增粗、变短。心室瓣膜边缘可见灰白色、灰黄色菜花状赘生物，质地松脆，部分已脱落。瓣膜前叶根部有一黄豆大小穿孔，右后叶大部分破溃。主动脉瓣膜粘连、增厚、变短，粗糙不平。镜下见赘生物为均质红染颗粒状无结构物质，其中可见少量中性粒细胞、菌团及灶性钙化，其附着处可见肉芽组织增生。心肌间质内有少量炎症细胞浸润，小血管旁可见散在梭形小瘢痕。

讨论：

（1）根据本例尸体解剖所见做出病理诊断。

（2）根据病史及尸体解剖报告分析本例疾病的发生、发展过程。

（3）试用主要器官的病理变化解释患者的临床症状和体征。

（4）结合病史，分析患者的死亡原因。

实验作业

绘图：慢性肺淤血（10×40）。

附　录

附录一　人体各器官正常的重量及大小

器官	重量或大小	具体数值
脑	重量	男性 1 300~1 500 g 女性 1 100~1 300 g
	大小	矢状径：男性 16~17 cm；女性 15~16 cm 冠状径：12~13 cm
甲状腺	重量	20~40 g
	大小	（5~7）cm×（3~4）cm×（1.5~2.5）cm
肺	重量	男性 1 000~1 300 g 女性 800~1 000 g
心脏	重量	男性 284±50 g 女性 258±49 g
	大小	长径：12~14 cm 横径：9~11 cm 前后径：6~7 cm
	厚度	左右心房壁：0.1~0.2 cm 左心室壁：0.8~1.0 cm 右心室壁：0.35~0.5 cm
	周径	二尖瓣：10 cm 三尖瓣：11 cm 主动脉瓣：7.5 cm 肺动脉瓣：8.5 cm
食管	长度	自环状软骨至贲门：25 cm
胃	长度	自胃底至胃大弯下端：25~30 cm

器官	重量或大小	具体数值
十二指肠	长度	20~25 cm
小肠	长度	500~700 cm
大肠	长度	150 cm
肝	重量	男性 1 230~1 450 g 女性 1 100~1 300 g
	大小	25.8 cm × 15.2 cm × 5.8 cm
胰腺	重量	82~117 g
胰腺	大小	长（17~20）cm × 宽（3~5）cm × 厚（1.5~2.5）cm
脾	重量	140~180 g
	大小	（12~14）cm ×（8~9）cm ×（3~4）cm
肾上腺	重量（一侧）	6.86~7.20 g
	大小	（4~5）cm ×（2.5~3.5）cm × 0.5 cm
肾	重量（一侧）	134~148 g
	大小	（8~14）cm ×（5~7）cm ×（3~5）cm
	皮质厚度	1~1.5 cm
子宫	重量	未孕妇女：33~41 g 经产妇：102~117 g
	大小	未孕妇女：（7~9）cm ×（3.4~4.5）cm ×（2~3）cm 经产妇：（8.7~9.4）cm ×（5.4~6.1）cm ×（3.2~3.6）cm
	子宫颈长度	2.5~3.0 cm
卵巢	重量（一侧）	成年女性 5~6 g
	大小	成年女性 4 cm × 2 cm × 3 cm
前列腺	重量	8~20 g
	大小	（1.4~2.3）cm ×（2.3~3.4）cm ×（3.2~4.7）cm

附录二 临床检验及体检参考值

一、血液一般检验

检验项目	人群	正常参考值
血红蛋白（Hb）	男性	120~160 g/L
	女性	110~150 g/L
	新生儿	170~200 g/L
红细胞计数（RBC）	男性	（4.0~5.5）×10^{12}/L
	女性	（3.5~5.0）×10^{12}/L
	新生儿	（6.0~7.0）×10^{12}/L
白细胞计数（WBC）	成人	（4.0~10.0）×10^9/L
	新生儿	（15.0~20.0）×10^9/L
	6个月~2岁儿童	（11.0~12.0）×10^9/L

白细胞分类	绝对值	百分率 /%
中性杆状核粒细胞	（0.04~0.05）×10^9/L	0~5
中性分叶核粒细胞	（2.0~7.0）×10^9/L	50~70
嗜酸性粒细胞	（0.05~0.5）×10^9/L	0.5~5
嗜碱性粒细胞	（0.00~0.1）×10^9/L	0~1
淋巴细胞	（0.8~4.0）×10^9/L	20~40
单核细胞	（0.12~0.8）×10^9/L	3~8

二、血栓与止血的检验

检验项目	正常参考值	备注
出血时间（BT）	（6.9±2.1）min	超过 9 min 为异常
血小板计数	（100~300）×10^9/L	
凝血酶原时间（PT）	11~13 s	超过正常参考值 3 s 为延长
凝血酶时间（TT）	16~18 s	超过正常参考值 3 s 为延长

三、血液生化检验

检验项目	正常参考值
血清总蛋白（TP）	60~80 g/L
白蛋白（A）	40~55 g/L
球蛋白（G）	20~30 g/L
白蛋白 / 球蛋白（A/G）	（1.5~2.5）：1
血糖（空腹）	葡萄糖氧化酶法 3.9~6.1 mmol/L
	邻甲苯胺法 3.9~6.4 mmol/L
口服葡萄糖耐量试验（OGTT）	空腹血糖 3.9~6.1 mmol/L
	服糖后 0.5~1 h 血糖升至高峰 7.8~9.0 mmol/L
	服糖后 2 h 血糖 < 7.8 mmol/L
	服糖后 3 h 血糖恢复至空腹水平
血清总胆固醇（TC）	成人 2.9~6.0 mmol/L
	儿童 3.12~5.2 mmol/L
血清游离胆固醇	1.3~2.08 mmol/L
血清甘油三酯	0.56~1.7 mmol/L
结合胆红素	0~6.8 μmol/L
血清总胆红素（STB）	成人 3.4~17.1 μmol/L
血清非结合胆红素（UCB）	1.7~10.2 μmol/L
丙氨酸氨基转移酶（ALT）	（37 ℃）速率法 5~40 U/L
	（赖氏法）终点法 5~25 卡门单位
天冬氨酸氨基转移酶（AST）	（37 ℃）速率法 8~40 U/L
	（赖氏法）终点法 8~28 卡门单位
血氨	18~72 mol/L
尿素氮	成人 3.2~7.1 mmol/L
	儿童 1.8~6.5 mmol/L
肌酐	全血：88.4~176.8 mol/L
	血清或血浆：男性 53~106 mol/L；女性 44~97 mol/L

四、肺功能检查

检查项目	正常参考值
动脉血氧分压（PaO_2）	12.6~13.3 kPa（95~100 mmHg）
动脉血二氧化碳分压（$PaCO_2$）	4.7~6.0 kPa（35~45 mmHg）
动脉血氧饱和度（SaO_2）	0.95~0.98（95%~98%）
静脉血氧饱和度	0.64~0.88（64%~88%）
二氧化碳结合力（CO_2CP）	22~31 mmol/L

五、尿液检验

检验项目	正常参考值	备注
尿量	（1 000~2 000）mL/24 h	多尿＞2 500 mL/24 h；少尿＜400 mL/24 h；无尿＜100 mL/24 h
夜尿量	＜750 mL	
外观	透明、淡黄色	
比重	1.015~1.025	
酸碱反应	弱酸性，pH 值约为 6.5	
蛋白质	定性：阴性	
	定量：0~80 mg/24 h	
葡萄糖	定性：阴性	
	定量：0.56~5.0 mmol/24 h	
酮体	定性：阴性	
	定量（丙酮）：0.34~0.85 mmol/24 h	
尿胆原	≤ 10 mg/L	
尿胆红素	≤ 2 mg/L	

六、粪便检验

检验项目	正常参考值
量	100~300 g/24 h
颜色	黄褐色
胆红素	阴性
粪胆原定量	（75~350）mg/100 g；（68~473）mol/24 h
粪胆素	阳性
隐血试验	阴性

七、脑脊液检验

检验项目	正常参考值
性状	无色、清晰透明
压力（侧卧）	成人 80~180 mmH$_2$O
	儿童 40~100 mmH$_2$O
蛋白	成人 0.2~0.45 g/L
	儿童 0.2~0.4 g/L
葡萄糖	成人 2.5~4.4 mmol/L
氯化物	120~130 mmol/L
细胞分类	淋巴细胞占 70%
	单核细胞占 30%
细胞计数	成人（0~8）×10^6/L
	儿童（0~15）×10^6/L

八、生命体征

检验项目	正常参考值	备注
体温（T）	腋温：36~37 ℃	发热分度：低热 37.3~38 ℃；中等度热 38.1~39 ℃；高热 39.1~41 ℃；超高热 41 ℃以上
	口温：36.3~37.2 ℃	
	肛温：36.5~37.7 ℃	
脉搏（P）	成人 60~100 次 /min	
	3 岁以内儿童约 100 次 /min	
呼吸（R）	静息状态下 16~20 次 /min	呼吸与脉搏的比值为 1 ∶ 4
血压（BP）	收缩压＜ 120 mmHg（15.96 kPa）	高血压：≥ 140/90 mmHg（18.62/11.97 kPa）和（或）仅舒张压≥ 90 mmHg（11.97 kPa）
	舒张压＜ 80 mmHg（10.64 kPa）	低血压：90/60 mmHg（11.97/7.98 kPa）
	脉压 30~40 mmHg	

参考文献

［1］杜华贞，崔静. 病理学实验指导［M］. 西安：第四军医大出版社，2016.

［2］杨廷桐. 医学形态学实验指导：组织胚胎学与病理学分册［M］. 2版. 北京：人民卫生出版社，2005.

［3］王娅兰，余华荣. 医学整合课程基础实验（人体概述分册）［M］. 北京：科学出版社，2023.

［4］威廉·B.科尔曼，格雷戈里·J.聪格拉斯. 分子病理学：疾病的分子基础［M］. 步宏，石毓君，冯莉，译. 北京：科学出版社，2012.

［5］步宏，李一雷. 病理学［M］. 9版. 北京：人民卫生出版社，2018.